丛书编委会

医疗器械标准丛书

丛书主编：李伟松

齿科设备及器械标准解读

Interpretation of Dental Materials and Equipment Standards

主　编 ◎ 李伟松

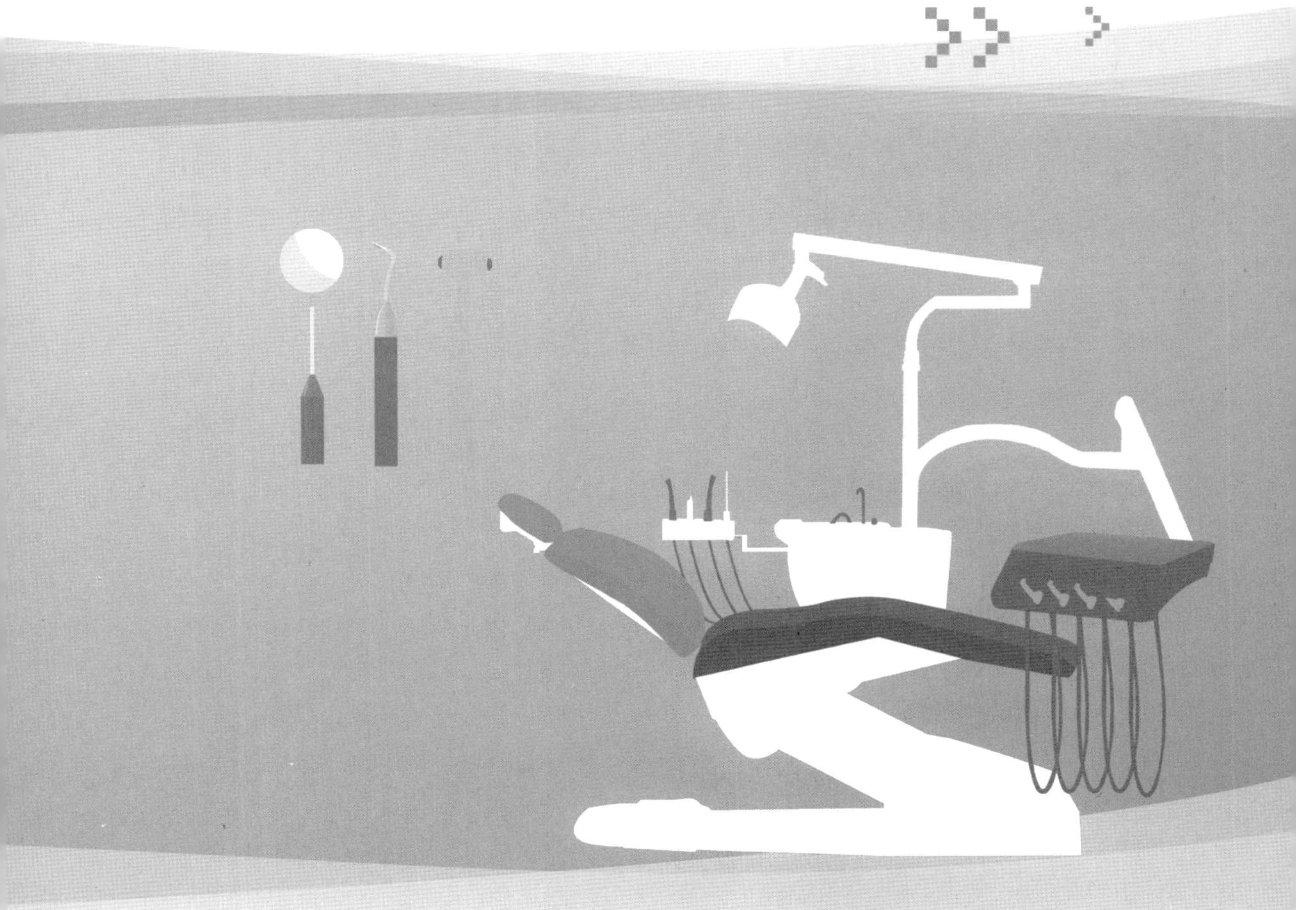

暨南大学出版社
JINAN UNIVERSITY PRESS

中国·广州

本书编委会

主　　编： 李伟松

副 主 编： 江绍基　刘文一　郑　刚

执行主编： 伍倚明

编　　委： 周良彬　张　扬　黄敏菊　李丹荣

卢文娟　朱鹏志　李仕宁　刘忠友

李　伟　刘思胜　吴伟荣　何燕英

袁　秦　方　旻　万易易　王　中

杨　奇　张德贵　赵丽君　游一捷

曾文彬　阮志孟　陈贤明　汤忠志

序

《齿科设备及器械标准解读》一书是集数十名从事齿科设备与器械领域的专家及标准化工程技术人员，以全国口腔材料和器械设备标准化技术委员会齿科设备与器械分技术委员会（SAC/TC 99/SC 1）为平台，在广东省医疗器械质量监督检验所的大力支持下，历经 8 年辛勤劳动和卓有成效的合作所取得的成果。全书共分基础篇、设备篇和器械篇三部分，系统全面地介绍了齿科设备、器械产品，较完整地反映了我国齿科设备和器械的标准化全貌，资料翔实、数据准确，具有较高的专业水准和应用价值。

《基础篇》概述了国内外齿科设备和器械对产品的需求、相关产业的现状及行业发展的趋势，预示了我国全民小康社会，对齿科设备、器械巨大内需的前瞻性；市场决定着资源配置，供给侧经济结构的改革，必将给齿科行业带来前所未有的发展契机。

《设备篇》和《器械篇》内容颇为广泛，涵盖了全部齿科设备、器械，全面介绍了产品的结构、组成和工作原理，可为读者技术创新开拓思路、启迪智慧。重点解读了相关标准的内涵，其内容具有权威性、科学性、实用性。标准是科研成果的高度概括与浓缩，其文本是开展标准化工作最基本的信息载体、企业从事生产管理和经济贸易的依据、产品研发的导向、产品注册的技术法规。

本书可作为齿科设备和器械领域工程技术人员、标准化工作者、检验检测及维修人员的工作指南、技术手册，也可作为口腔医学院校的教学参考书。

刘文一[①]

2018 年 1 月

---

① 刘文一，全国口腔材料和器械设备标准化技术委员会原秘书长。

目　录

器械篇

基础篇

第1章 概 述

一、齿科设备与器械概况

1. 齿科设备

齿科设备（dental equipment）是指专门制备和/或提供给牙科专业人员从事牙科学临床业务和/或与其有关的操作过程中所使用的设施、机器、仪器及附属设备。齿科设备包括牙科治疗机、牙科用椅、口腔洁治清洗设备、牙科手机、口腔正负压设备、固化设备、牙科种植用设备、牙齿漂白设备、根管治疗设备、牙科打磨抛光设备、口腔麻醉推注设备、银汞合金调合器、口腔用骨粉制备设备、牙周袋探测设备、牙髓活力测试设备、牙本质测量设备、龋齿探测设备、口腔成像设备、口腔照明设备、牙科技工室设备等。

齿科设备不仅要求产品符合口腔内使用要求，还要符合医用电气安全要求，所以其标准化工作涉及范围比较广。我国负责齿科设备技术领域标准化工作的是全国口腔材料和器械设备标准化技术委员会齿科设备与器械分技术委员会，国内代号 SAC/TC 99/SC 1，对口国际标准化组织是 ISO /TC 106 Dentistry SC 6 Dental equipment 牙科学标准化技术委员会齿科设备分技术委员会。

2. 齿科器械

齿科器械（dental instrument）是指专门用于牙科学的手持工具。齿科器械包括口腔手术刀、凿、口腔用钳、口腔手术剪、牙挺、口腔针、牙科锉、口腔车针、钻、洁治器具、口腔隔离器具、打磨抛光器具、种植体安装辅助器械、材料输送器具、正畸材料处理器械、口腔清洗器具、口腔综合治疗设备配件、口腔用镊、夹、口腔注射用具、口腔分离牵开用具、去冠器、治疗辅助器具、手动测量用器械、口腔用镜、口腔成像辅助器具等。齿科器械的范围广，生产企业多，我国负责齿科器械技术领域标准化工作的是全国口腔材料和器械设备标准化技术委员会齿科设备与器械分技术委员会，国内代号 SAC/TC 99/SC 1，对口国际标准化组织是 ISO /TC 106 Dentistry SC 4 Dental instruments 牙科学标准化技术委员会齿科器械分技术委员会。

二、齿科设备与器械产业发展现状

（一）国外产业发展现状

1. 文化

在欧美等发达国家，注重个人仪表和个人素质是一种社会文化。人与人交往中，对别人的尊重，不仅表现在言语方面，非语言的沟通也是非常重要的内容，从国外市场对于口腔护理品的消费量就能看出来。在美国，看牙成为一种文化，定期看牙医是生活的一部分。西方国家牙科市场的成熟、牙医的高收入，都与这种文化有着密切的关系，或者可以理解成，看牙成为很多人的一种刚性需求。这与国内将牙科仅作为治疗需求的现状有很大的不同。

2. 门槛

在欧美国家，除了对牙科教学和研究有兴趣的牙医在教学医院或公立医院工作外，大部分牙医都是自己营业；诊所的审批手续相对简单，一个符合资质的牙医，开设个人牙科诊所是件容易的事情。还有些国家，如韩国社会各部门对牙医开设私人诊所就有很多支持：银行提供诊所筹备的贷款；经营经验的指导；很多设备生产公司为新开的诊所提供设备的分期付款等。

国外发达的牙科商业保险，也是牙科消费和牙医获得高收入的一个重要保证。很多欧美国家，大医疗保险和牙科保险都是分开的。牙科保险细分很多项目，有很多套餐，保费不同，项目也不同，有的保险还包含了冠和桥的修复。国外的牙科收费非常贵，高昂的牙科费用通过商业保险转嫁到了保险公司，因此很多人并不担心牙科的消费。从牙医的角度来看，牙科的收费昂贵，可以保证高质量的服务，但是不用担心患者付不起费用，因为有保险公司作为“坚强的后盾”。

3. 新市场

全球老龄化社会的来临，特别是发达国家的老龄化程度加剧、老龄人口增加、人类寿命延长，为牙科器械、设备、材料带来新的增长点。美国、巴西、中国、印度、日本是全球五大整容国，牙科美容的需求涵盖在整形需求内，牙科器械、设备等产品的需求将持续旺盛。

（二）国内产业发展现状

在我国，不管是口腔保健意识还是口腔健康水平，整体有待提高。随着农村经济的发展和乡村城镇化，传统牙科诊所相对于以前，收入水平有明显的提高；城市口腔诊所、综合医院口腔科、专业口腔医院这几年发展快，设备、人力等投入较大，经营管理成本比较高，但由于口腔医疗服务目前还是处于低水准阶段，口腔收费水平相对没有太大的变化，整体效益并不理想，而且相差较大。

由于口腔医疗服务技术长期发展缓慢，产业界对相关的口腔医疗设备研发、投资积极性不高，产品更新换代慢，基本处于一种低水准的重复建设发展状态，大部分高层次的口腔医疗设备和器械都依靠进口。

三、齿科设备与器械行业发展趋势

口腔医疗兼具健康和美丽的概念，具有很好的市场概念和运作空间，无论是从人口数量、口腔疾病的普遍性，还是从牙医的市场需求及口腔产业与其他相关产业的联系、合作、互补性等方面考虑，不管是现在还是将来，随着人们经济生活、文化消费水平的提高以及对口腔健康的认识，我国的口腔医疗产业都是一个快速发展、具有巨大市场潜力的产业。

中国人口约14亿，牙科医生11万，口腔技师11万，牙科医生和人口的比例约为1：12 727。这个数字距离欧美还有很大的差距。国家的发展目标是2030年可以达到每

4 000 ~5 000人拥有一位牙医。这意味着在未来10 ~20 年内中国的口腔医院及诊所需比现在扩大3 倍，以满足日益富裕的中国人民对口腔疾病的治疗、保健及牙齿美容的需要。目前中国口腔产业和市场仍然处于初级阶段，人均可支配收入在逐年提高，同时人口老龄化以及牙科健康普及教育在不断渗透，在政府鼓励民营资本进入医疗领域政策的带动下，牙科市场有望持续快速发展，中国口腔设备和器械市场成长空间巨大。

1. 齿科设备的发展趋势

齿科设备今后将不断更新改造，产品力求稳定、耐久、安全、多功能、高速度和小型化，在结构上也向着组合式方向发展，使之达到功能齐全、设计合理、便于操作，设备成本降低，便于保养和维修，缩短治疗时间，改善工作条件，减轻牙科患者痛苦和降低口腔医生劳动强度的目的。主要表现为以下几方面：

（1）数字自动化：随着电子计算机技术的发展和创新，近年来数字化影像技术、国际互联网技术的成熟和应用，更扩大了计算机信息技术在口腔医学领域的应用空间。如多媒体咨询软件、牙科美容影响处理、数字 X 光和口腔内经系统等。

（2）舒适人性化：牙科设备的形象，有必要在口腔医生使用自由且轻松的基础上，随着季节的变化进行一些改变，以吸引患者的注意。通过牙科设备的颜色、外形、线条等设计，可以制造一种舒适悠闲的气氛。

（3）品种多样化：随着医用电子学、工程技术学等尖端科学的发展，牙科设备品种不断多样化发展。

（4）使用简单化：使用简单和操作方便将是牙科设备工业发展的重要趋势。如口腔综合治疗台，其发展经历了从原始的生活座椅加简单的器械台到机械一体化集成；从机械低速牙钻和自然采光到全自动高速牙钻和光纤照明；从简易的手工操作到机械化、自动化、电脑程序操控；从患者固定体位，到可适度调整、舒适安全的操作方式，等等。

（5）创新快速化：口腔治疗设备的不断升级换代，表面看是牙科医学不断追逐时尚的结果，但本质上是社会不断进步、技术不断创新的结果。牙科设备的创新包括牙科数字化放射投影仪、激光设备、电脑化的探针、CAD/CAM 修复制造系统、整形成像、改进的牙科产品以及大量的其他革新。

（6）使用安全化：现代牙科设备已综合应用了当代多项高新技术，正围绕着美观舒适、功能安全、卫生等方面不断创新，已经达到外形、质量、技术、功能的统一。

2. 齿科器械的发展趋势

（1）齿科器械新材料的应用。

由于不同材料各具有其特性，企业在研发过程中，在充分满足产品标准的前提下，通过使用不同材料，增加原有产品的特性，使得产品的性能得以提高。例如记忆功能钛金属、钛合金等在齿科器械中的应用，具有抑制细菌生长和繁殖等功能材料的应用等。此外，人们环保意识不断增强，对于无污染、可降解以及对人产生极微小的生物学危害等材料的使用也开始增多。

（2）一次性齿科器械产品的应用。

随着医院对口腔外科感染的重视，除加强医院人员的教育和培训，加强器械消毒管理，做到一人一机一消毒之外，为了避免可重复器械因消毒不当导致的交叉感染，出现了一次性口腔护理包、一次性口腔器械盒（包）等。这些一次性产品的出现减少了普通口腔器械重复使用、灭菌不严所造成的传染疾病的交叉感染，还可减少医院用于器械灭菌消毒的人力和物力，使用方便，有效地提高了医院的工作效率。

（3）口腔治疗新技术的应用。

新的口腔治疗技术将会带来器械的发展。如近年来兴起的橡皮障隔离技术：橡皮障是口腔治疗时一种有效的隔湿方法，它不仅能隔离唾液、血液和其他组织液，也能防止患者误吞小器械、牙碎屑、冲洗药液等，为治疗提供一个清晰、干燥的术野，而且能减少交叉感染，并为防止感染物质的潜在传播提供优良的屏障。由于橡皮障技术受到牙医的广泛关注，也使得该技术使用的橡皮障（rubber dam）、打孔器（rubber dam punch）、橡皮障夹（rubber dam clamp）、橡皮障钳（rubber dam forceps）、橡皮障支架（rubber dam frame）等器械得到发展。

（4）根据临床医生/技工室经验研发的新器械或新组合。

如德国 Alfred Becht GmbH 生产的包括根管扩大针、扩孔钻、根管充填器、口镜及手柄、刮匙、根管锉、牙挺、牙骨膜分离器等口腔科手术用器械；包括牙探针、牙周袋探针、刮治器等尖端手术用器械；包括解剖镊、组织镊、钢丝弯曲钳、巾钳、止血钳、持针钳等手术用器械。如德国 Aesculap AG & Co. KG 生产的口腔科手术用器械产品，包括舌钳、拔牙钳、口镜、牙根推开器、牙探针、牙刮匙和牙周锉等。这些手术用器械都是根据医生的需要或者某一口腔手术的要求组合而成的，为非灭菌产品，使用前需消毒灭菌。

第2章　齿科设备与器械标准体系

一、齿科设备与器械分技术委员会标准体系介绍

全国口腔材料和器械设备标准化技术委员会齿科设备与器械分技术委员会（简称分技委会）是经国家标准化管理委员会批准成立，并委托国家食品药品监督管理总局管理，秘书处工作由广东省医疗器械质量监督检验所承担。分技委会的国内编号为 SAC/TC 99/SC 1，对口的国际标准化组织是 ISO /TC 106/SC 4、SC 6。分技委会成立于2008 年，目前是第二届。

分技委会主要开展齿科设备与器械专业技术领域的标准化工作，提高我国齿科设备和器械标准化水平，推进与国际标准化组织 ISO /TC 106/SC 4、SC 6 技术委员会的工作接轨。分技委会的职责是：建立我国齿科设备与器械的标准化体系，制定、修订我国齿科设备与器械的标准，提高我国齿科设备与器械标准化工作的水平；积极参与国际标准化组织活动，及时将我国对齿科设备与器械标准化工作的意见和建议提交国际标准化组织，力争在其制定的标准中有所体现，有利于保护我国利益；及时转化 ISO/TC 106/SC 4、SC 6 的标准为我国标准；组织全国齿科设备与器械的理论、技术和标准化工作的学术交流，提高行业技术水平。

1. 标准体系的建立和完善

齿科设备与器械标准体系总体上与国际标准体系 ISO /TC 106/SC 4、SC 6 是一致的，主要分为齿科设备和齿科器械两大主要门类的标准，两大门类根据设备和器械的产品类别具体细分。

同时根据齿科设备和器械行业的特点以及国内标准发展情况，细分出通用标准（包括术语、安全和图形符号等）以及相关标准（设备相关标准和器械相关标准），作为 ISO/TC 106/SC 4、SC 6 标准体系的补充和完善。

2. 标准体系框架图

我国齿科设备与器械标准体系主要分为齿科设备和齿科器械两大主要门类的标准，同时按照我国医疗器械标准分类，具体两大门类下分基础/通用、方法、产品、管理四大类标准。

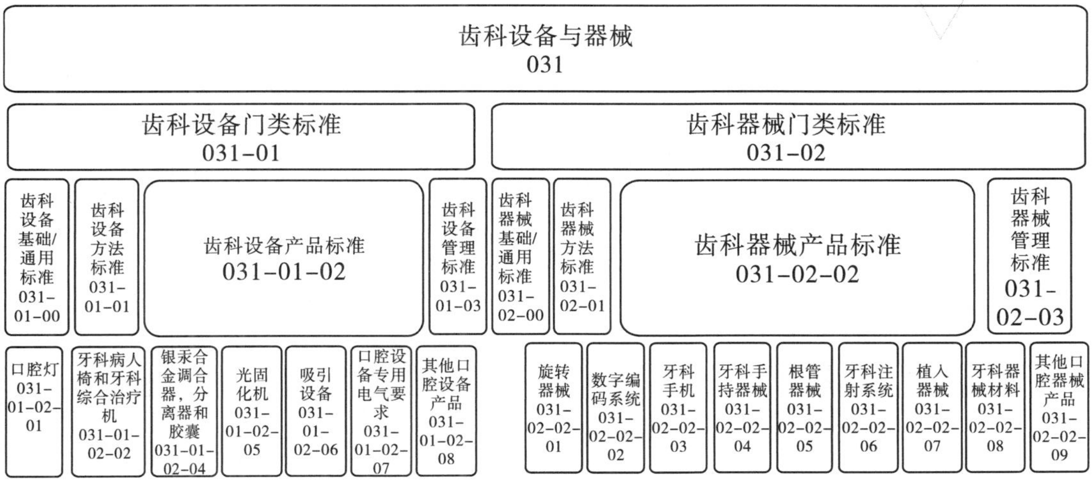

图2-1　齿科设备与器械标准体系框架图

二、齿科设备与器械标准体系现状

截至2016年底，齿科设备与器械领域已经发布实施的行业标准有63项（见表2-1），正在研制的国家标准3项，行业标准19项，在用检验技术要求1项（见表2-2）。

表2-1　齿科设备与器械现行归口标准清单

序号	标准号	标准名称	发布时间	实施时间
1	YY/T 0803.5—2016	《牙科学　根管器械　第5部分：成形和清洁器械》	2016-07-29	2018-06-01
2	YY/T 0967.3—2016	《牙科旋转器械　杆　第3部分：陶瓷杆》	2016-07-29	2018-06-01
3	YY/T 1485—2016	《牙科学　牙科种植机》	2016-07-29	2018-06-01
4	YY/T 1486—2016	《牙科学　牙科种植用器械及相关辅助器械的通用要求》	2016-07-29	2018-06-01
5	YY/T 1487.1—2016	《牙科学　牙科橡皮障技术　第1部分：打孔器》	2016-07-29	2018-06-01
6	YY/T 1501—2016	《牙科学　牙科器械图形符号》	2016-07-29	2018-06-01
7	YY 0302.2—2016	《牙科学　旋转器械车针　第2部分：修整用车针》	2016-03-23	2018-01-01
8	YY/T 0905.1—2016	《牙科学　场地设备　第1部分：吸引系统》	2016-03-23	2017-01-01
9	YY/T 1043.1—2016	《牙科学　牙科治疗机　第1部分：通用要求与测试方法》	2016-03-23	2017-01-01

（续上表）

序号	标准号	标准名称	发布时间	实施时间
10	YY/T 1400—2016	《牙科学　牙科设备表面材料　耐受化学消毒剂的测定》	2016－03－23	2017－01－01
11	YY/T 1401—2016	《牙齿美白冷光仪》	2016－03－23	2017－01－01
12	YY/T 1411—2016	《牙科学　对改善或维持牙科治疗机治疗用水微生物质量的措施进行评估的试验方法》	2016－03－23	2017－01－01
13	YY 0803.3—2016	《牙科学　根管器械　第3部分：加压器》	2016－01－26	2018－01－01
14	YY/T 0803.4—2015	《牙科学　根管器械　第4部分：辅助器械》	2015－03－02	2016－06－01
15	YY/T 0873.6—2015	《牙科　旋转器械的数字编码系统　第6部分：研磨器械的特征》	2015－03－02	2016－06－01
16	YY/T 0913—2015	《牙科　旋转器械用心轴》	2015－03－02	2016－06－01
17	YY/T 0058—2015	《牙科学　病人椅》	2015－03－02	2016－06－01
18	YY/T 0967.1—2015	《牙科旋转器械　杆　第1部分：金属杆》	2015－03－02	2016－06－01
19	YY/T 0967.2—2015	《牙科旋转器械　杆　第2部分：塑料杆》	2015－03－02	2016－06－01
20	YY/T 1284.1—2015	《牙科镊　第1部分：通用要求》	2015－03－02	2016－06－01
21	YY/T 1284.2—2015	《牙科镊　第2部分：双弯型》	2015－03－02	2016－06－01
22	YY/T 1284.3—2015	《牙科镊　第3部分：单弯型》	2015－03－02	2016－06－01
23	YY/T 1285—2015	《牙科学　口腔医疗保健人员工作区域内牙科设备位置信息系统》	2015－03－02	2016－06－01
24	YY/T 1011—2014	《牙科旋转器械　公称直径和标号》	2014－06－17	2015－07－01
25	YY/T 0873.7—2014	《牙科　旋转器械的数字编码系统　第7部分：心轴和专用器械的特征》	2014－06－17	2015－07－01
26	YY/T 0873.5—2014	《牙科　旋转器械的数字编码系统　第5部分：牙根管器械的特征》	2014－06－17	2015－07－01
27	YY/T 0873.4—2014	《牙科　旋转器械的数字编码系统　第4部分：金刚石器械的特征》	2014－06－17	2015－07－01
28	YY/T 0873.3—2014	《牙科　旋转器械的数字编码系统　第3部分：车针和刃具的特征》	2014－06－17	2015－07－01
29	YY/T 0873.2—2014	《牙科　旋转器械的数字编码系统　第2部分：形状》	2014－06－17	2015－07－01

（续上表）

序号	标准号	标准名称	发布时间	实施时间
30	YY/T 0805. 2—2014	《牙科学　金刚石旋转器械　第 2 部分：切盘》	2014－06－17	2015－07－01
31	YY/T 0905. 2—2013	《牙科学　场地设备　第 2 部分：压缩机系统》	2013－10－21	2014－10－01
32	YY/T 0873. 1—2013	《牙科　旋转器械的数字编码系统　第 1 部分：一般特征》	2013－10－21	2014－10－01
33	YY/T 0874—2013	《牙科学　旋转器械试验方法》	2013－10－21	2014－10－01
34	YY/T 1014—2013	《牙探针》	2013－10－21	2014－10－01
35	YY 0837—2011	《牙科手机　牙科气动马达》	2011－12－31	2013－06－01
36	YY 0836—2011	《牙科手机　牙科低压电动马达》	2011－12－31	2013－06－01
37	YY 0835—2011	《牙科学　银汞合金分离器》	2011－12－31	2013－06－01
38	YY/T 0803. 2—2010	《牙科学　根管器械　第2部分：扩大器》	2010－12－27	2012－06－01
39	YY 0302. 1—2010	《牙科旋转器械　车针　第 1 部分：钢质和硬质合金车针》	2010－12－27	2012－06－01
40	YY/T 0805. 3—2010	《牙科学　金刚石旋转器械　第 1 部分：尺寸、要求、标记和包装》	2010－12－30	2012－06－01
41	YY 0803. 1—2010	《牙科学　根管器械　第 1 部分：通用要求和试验方法》	2010－12－27	2012－06－01
42	YY 1045. 2—2010	《牙科手机　第2部分：直手机和弯手机》	2010－12－27	2012－06－01
43	YY 0761. 1—2009	《牙科旋转器械　金刚砂车针　第 1 部分：尺寸、要求、标记和包装》	2009－12－31	2011－06－01
44	YY/T 0514—2009	《牙科手机　软管连接件》	2009－12－30	2011－06－01
45	YY 1045. 1—2009	《牙科手机　第1部分：高速气涡轮手机》	2009－06－16	2010－12－01
46	YY/T 1120—2009	《牙科学　口腔灯》	2009－11－15	2010－12－01
47	YY/T 0725—2009	《牙科设备　给排管路的连接》	2009－06－16	2010－12－01
48	YY/T 0273—2009	《齿科银汞调合器》	2009－11－15	2010－12－01
49	YY 0055. 2—2009	《牙科　光固化机　第 2 部分：发光二极管（LED）灯》	2009－11－25	2010－12－01
50	YY 0055. 1—2009	《牙科　光固化机　第 1 部分：石英钨卤素灯》	2009－06－16	2010－12－01
51	YY/T 0630—2008	《牙科学　牙科治疗机　第 2 部分：供水与供气》	2008－04－25	2009－06－01
52	YY/T 0629—2008	《牙科设备　高容量和中容量吸引系统》	2008－04－25	2009－06－01

（续上表）

序号	标准号	标准名称	发布时间	实施时间
53	YY/T 0628—2008	《牙科设备　图形符号》	2008－04－25	2009－06－01
54	YY/T 1147—2004	《电动牙钻通用技术条件》	2004－10－10	2005－09－01
55	YY 1012—2004	《牙科手机　联轴节尺寸》	2004－10－10	2005－09－01
56	YY 91064—1999	《牙科旋转器械　钢和硬质合金牙钻技术条件》	1985－01－26	1985－05－01
57	YY 91053—1999	《口腔科器材和设备名词术语　器械》	1985－06－20	1985－10－01
58	YY 91010—1999	《牙科旋转器械　配合尺寸》	1985－04－02	1985－12－01
59	YY 91044—1999	《高速涡轮牙钻机》	1989－12－29	1990－07－01
60	YY/T 0281—1995	《口腔科手术器械　连接牢固度试验方法》	1995－11－14	1996－05－01
61	YY 0059. 3—1991	《牙科手机　4、7 号牙科弯手机》	1991－11－21	1992－09－01
62	YY 0059. 2—1991	《牙科手机　7 号牙科直手机》	1991－11－21	1992－09－01
63	YY 0059. 1—1991	《牙科手机　4 号牙科直手机》	1991－11－21	1992－09－01

表 2－2　齿科设备与器械正在制定、修订标准清单

序号	标准名称	标准级别	标准性质	标准类别	制定或修订	完成和报批时间
1	《牙科学　拔牙钳　第 1 部分：通用要求和试验方法》	YY	推荐性	产品	修订 YY/T 1021—2005	2014 年
2	《牙科种植体手术用钻头》	YY	推荐性	产品	制定	2015 年
3	《牙科学　牙科橡皮障器械　第 2 部分：夹钳》	YY	推荐性	产品	制定	2015 年
4	《牙科学　旋转抛光器械》	YY	推荐性	产品	制定	2015 年
5	《牙科学　根管治疗机》	YY	推荐性	产品	制定	2015 年
6	《可移动式牙科治疗机》	YY	推荐性	产品	修订 YY/T 91044—1999	2015 年
7	《牙科学　气动牙科手机用软管连接件》	YY	推荐性	产品	修订	2015 年
8	《在用牙科综合治疗机检验技术要求》	在用检验技术要求	推荐性	产品	制定	2015 年
9	《牙科旋转器械　刃具　第 1 部分：技工室用钢质刃具》	GB	推荐性	产品	制定	2016 年

（续上表）

序号	标准名称	标准级别	标准性质	标准类别	制定或修订	完成和报批时间
10	《牙科旋转器械　刃具　第2部分：技工室用硬质合金刃具》	GB	推荐性	产品	制定	2016年
11	《牙科学　光固化机》	YY	推荐性	产品	修订	2016年
12	《牙科学　切盘和轮旋转器械的内径》	YY	推荐性	产品	制定	2016年
13	《牙科学　牙科设备图形符号》	YY	推荐性	通用	修订	2016年
14	《牙科学　牙科治疗机　第2部分：气、水、吸引和废水系统》	YY	推荐性	产品	修订	2016年
15	《牙科学　牙周探针　第1部分：通用要求》	YY	推荐性	产品	制定	2016年
16	《牙科学　手机和马达》	YY	推荐性	产品	修订	2016年
17	《牙科学　口腔灯》	YY	推荐性	产品	修订	2016年
18	《医用电气设备　第2-60部分：牙科设备的基本安全和主要性能专用要求》	GB	强制性	基础	制定	2017年
19	《牙科学　牙根尖定位仪》	YY	推荐性	产品	制定	2017年
20	《牙科学　手机扭矩传送器》	YY	推荐性	产品	制定	2017年
21	《牙科学　牙骨凿》	YY	推荐性	产品	制定	2017年
22	《牙科学　口内抹刀》	YY	推荐性	产品	制定	2017年
23	《牙科学　手机连接件联轴节尺寸》	YY	强制性	产品	修订	2017年

三、分技委会未来标准化工作方向

1. 加快与国际标准接轨，填补国内标准空白

我国齿科设备与器械行业的发展相对落后于美国、西欧等发达国家和地区，相关标准的制定和更新也明显滞后于相应的国际标准，因此为提升行业水平，促进行业尽快与国际水平接轨，有必要加快国际标准转化的力度和速度。如：

（1）研究制定《医用电气设备　第2-60部分：牙科设备的基本安全和主要性能专用要求》（IEC 80601-2-60：2012）基础标准；

（2）研究转化ISO 16954：2015《牙科学　牙科治疗机　用于水路生物膜处理的试验方法》方法标准；

（3）继续完善技工室用牙科旋转器械刃具系列标准ISO 7787-3和ISO 7787-4部分；

（4）研究转化洁牙机产品标准：ISO 18397：2016《牙科学　电动洁牙机》和ISO 22374：2005《牙科学　牙科手机　电动洁牙机和洁牙机工作尖》；

（5）牙科注射器和针类产品标准：修订YY 0587—2005（ISO 7885：2010《一次性无

菌牙科用注射针头》)，转化 ISO 21533：2003/Cor 1：2009、ISO 11499：2014；

（6）牙挺系列产品标准：修订 YY/T 0170—2011《牙挺》（ISO 15087 -1：1999），研究转化 ISO 15087 -2：2000、ISO 15087 -3：2000、ISO 15087 -4：2000、ISO 15087 -5：2000、ISO 15087 -6：2000；

（7）牙刮器产品标准：修订 YY/T 0274—2011《刮牙器》（ISO 13397 -1：1995），研究转化 ISO 13397 -2：2005、ISO 13397 -3：1996、ISO 13397 -4：1997、ISO 13397 -5：2015。

在国际标准转化过程中，要充分考虑我国的行业发展状况和水平，在采标的过程中进行研究分析，更加注意区分宜等同采用的内容和不宜等同采用的内容，更加科学合理地转化为我国标准，促进我国齿科设备和器械行业发展。

2. 加强标准研究工作，制定符合国情的国家和行业标准

对国内外先进，无国际或者国家、行业标准，但行业相关产品和技术已较成熟者，应加快标准研制工作，如口腔诊察设备（如牙周袋探测设备、牙髓活力测试设备等）、口腔治疗器具（如种植体安装辅助器械、正畸材料处理器械等）的标准；加强对牙科器械材料标准化的研究，力争在该技术领域的基础标准和方法标准等方面有所突破；将一批具有国内外先进技术的科研成果和产品等转化为国家或者行业标准，更好地为监管和产业服务，提升我国齿科设备与器械标准化水平。

3. 及时跟进和掌握国际标准化动态

近几年，齿科设备与器械领域内的技术和设备发展日新月异，不断涌现出新技术、新产品。目前，齿科设备与器械领域内先进技术和设备仍然主要集中在美国、德国、西欧等发达国家和地区，这些地区的企业和相关标准化部门基本上控制了国际标准话语权。

齿科分技委会今后将积极参与对口国际标准化组织的标准化活动，及时跟进并掌握国内外相关领域的标准化动态，及时向对口国际标准化组织反映我国齿科设备与器械业界的意见和建议，条件成熟时向国际标准化组织争取主导国际标准制定、修订工作，提高我国在国际标准化组织的影响力。

4. 加大标准宣传贯彻的培训力度

齿科分技委会今后将更加重视组织好本领域的国家标准和行业标准的解释工作，以及标准的宣讲、培训，推动标准的实施，开展标准化技术咨询与服务，指导和帮助企业标准化工作，并充分发挥秘书处所在单位的技术优势，参与医疗器械产品的安全认证和质量监督，为构建医疗器械标准化体系贡献力量。每年将针对新发布的行业标准项目或者重点领域的标准项目及时组织宣传、贯彻。

设备篇

第 3 章　牙科治疗机

一、产品介绍

（一）概述

牙科治疗机（dental unit）是由成套相互关联的牙科设备和器械部件组成的牙科设备，在牙科治疗上起重大作用。牙科治疗机一般包含手机、口腔灯、痰盂、喷枪、吸唾器、器械盘、加热器、脚踏开关、漱口给水等装置，并可根据各种需要，为达到特定的治疗效果配置其他配件，如光固化机、高速涡轮手机、超声洁牙机、口腔内窥镜等。

20 世纪 30 年代末期，随着口腔学的不断发展，有的生产企业将电动手机、牙科手机、三用喷枪、器械盘、照明灯、痰盂、吸唾器等组成一个完整单位，牙科治疗机由此诞生。20 世纪 40 年代，中国引入牙科治疗机。20 世纪 50 年代，国内开始生产简易的牙科治疗机，与油泵牙科椅配套使用，逐步在全国各口腔专科医院及综合医院口腔科推广应用。20 世纪 80 年代初，国内生产出涡轮机后，开发了以压缩空气为动力源的牙科治疗机（包含高速手机和低速气动马达手机），其可与牙科椅联动构成连体式牙科治疗机。

经过几十年来的发展，牙科治疗机经历了从生活座椅加简单器械台的原始状态到机椅医护工作区及相关的设备器械一体化集成，从机械低速手机、自然采光到气动高速手机、光线照明，从简单手工操作到自动化、电脑程序控制，从患者的固定体位、医生的强迫体位到可随意调整、舒适安全体位的过程。现在，牙科治疗机已经成为口腔学临床上必不可少的设备，被称为“口腔医生的工作伙伴”。

（二）产品分类

从结构上来说，可将牙科治疗机分为连体式牙科治疗机和分体式牙科治疗机两种类型。连体式牙科治疗机指与牙科椅相连的治疗机，能够实现机体与牙科椅的联动，方便医生在椅边操作。分体式牙科治疗机指机体与牙科椅分离的治疗机，由于牙科治疗机所集成的功能越来越多，分体式治疗机在功能和性能的扩展上更为灵活，并且利于工作站模式的建立。

（三）结构与工作原理

1. 外部结构

牙科治疗机主要由地箱、附体箱、器械盘、冷光手术灯以及脚踏开关等部件组成。

（1）地箱：地箱是连接牙科治疗机内部和外部的水、气、电、排水的部位。

（2）附体箱：附体箱固定安装在牙科椅的左侧面，随牙科椅的升降而升降。附体箱内部安装有水杯注水器、漱口水器（可连加热器）、强吸负压发生器、吸唾器负压发生器，外部装有三用喷枪、强吸器头、吸唾器头、痰盂、水杯注水器、喷嘴等。同时它又可充当口腔灯、器械盘的基础机座。

（3）器械盘：器械盘主要用于吊挂高低速手机、三用喷枪等配件。盘面上可放置治疗所需的物品和器械。有的器械盘下部装有手机工作气压表。器械盘下部或底部还有调节手机气压的阀门。

（4）口腔灯：牙科治疗机用口腔灯为冷光灯源，分可调式和不可调式，其灯罩镀层反射面能使红光及红外光透过，白光被反射聚光，光斑为矩形。其灯面玻璃也有此功能。口腔灯要求有良好的光色温，能正确反映物体的颜色。

（5）牙科椅：牙科椅是承受病人重量的重要部分，传动方式分为液压式和机械式。其外形应平滑并易于清洁、消毒。

2. 内部结构

牙科治疗机内部主要由气路、水路和电路三个系统组成。

（1）气路系统：牙科治疗机气路系统主要以压缩空气为动力，通过各种控制阀体，供牙科手机、三用喷枪等用气。压缩空气要求无水、无油。

气路系统压缩空气压力要求应不低于500kPa，气体流量内藏式应不低于32L/min，外接式应不低于50L/min。气路系统典型结构见图3-1。

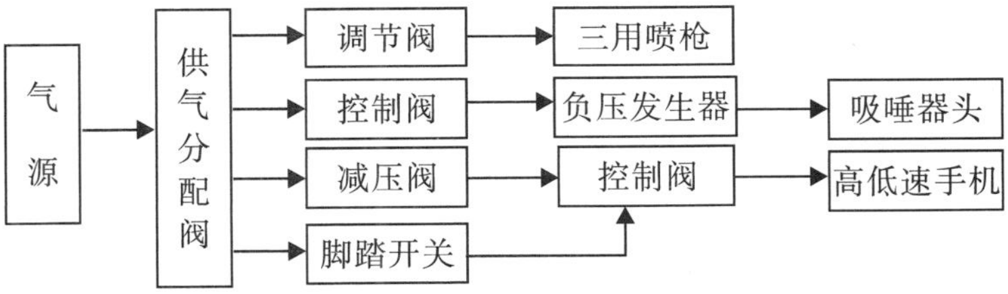

图3-1　牙科治疗机气路系统结构

（2）水路系统：牙科治疗机水路系统以净化的自来水为宜，有的治疗机以蒸馏水为手机用水。

水路系统要求水压为200～400kPa。水路系统结构见图3-2。

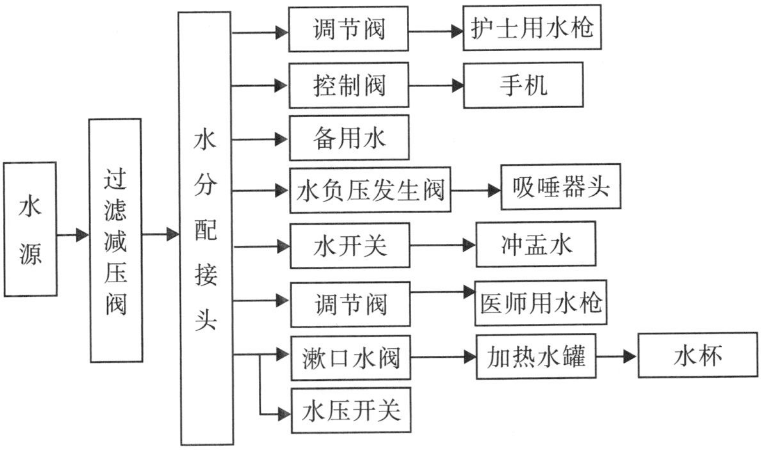

图3-2　牙科治疗机水路系统结构

（3）电路系统：牙科治疗机工作电压为 AC220V，50Hz，控制电路电压一般为低压。牙科治疗机电路系统必须有良好的接地。电路系统结构见图 3－3。

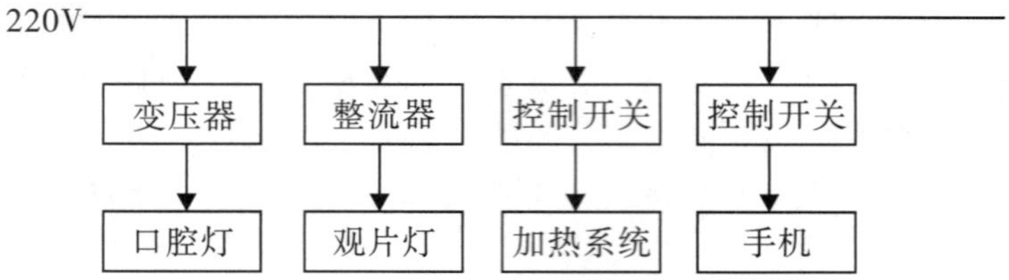

图 3－3　牙科治疗机电路系统结构

3. 工作原理

如图 3－4 所示，接通牙科治疗机水路、气路、电路系统后，打开空气压缩机和地箱电源开关。接下来，分别按动牙科椅升、降、仰、俯等控制开关，可使牙科椅动作。拉动器械盘上的三用喷枪连杆，分别按动水、气按钮，可使其喷水和喷气，若同时按动水、气按钮，可获得雾状水，以满足治疗的不同需要。拿起器械盘上的牙科手机，踩下脚踏开关，压缩空气和水分别经过气路系统和水路系统的各控制阀到达机头，驱动手机旋转，从而带动车针旋转，达到钻削牙的目的。车针旋转时喷出的洁净水用来降低钻削牙时产生的高温。有的治疗机还配有计算机程序，可以通过编程完成不同的功能或程序。

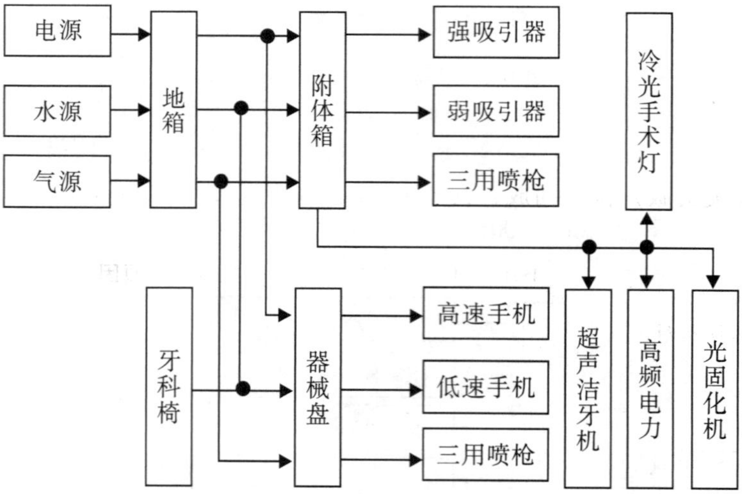

图 3－4　牙科治疗机工作原理

（四）发展趋势

随着电子信息科技的不断进步以及对操作者和患者的健康安全等方面的逐步重视，牙科治疗机向着集成化、自动化以及信息化的方向发展，主要体现在以下两个方面：

（1）数字化牙科治疗机将成为口腔医疗机构的标准技术装备。这种治疗机在研究口腔医疗设备的工作状态、流向以及最佳处理系统的基础上，应用数字采集、多媒体、医学影像处理、人工修复体 CAD/CAM、高速网络及局域网等技术，建立以高速信息采集传输处理为核心的口腔综合业务信息系统，包括医院内影像、检验等辅助诊断，口腔修复制作中心，急救管理，以及电子病历、计费 POS 等综合服务中心的数据交换和处理，使之与牙科治疗机整合为新型的口腔综合业务单元。

（2）牙科治疗机自身技术的重大变革和不断完善。手机作为治疗机的重要组成部分，在治疗过程中起到关键作用。目前，临床上主要使用涡轮式手机，具有高速、轻便、安全等特点，但也存在着疼痛、噪声大、振动强、需要麻醉以及易交叉感染等问题。对此，欧美国家逐渐开始采用电动手机来取代涡轮式手机。电动手机采用了1:5的增速变速装置，最高转速可达 200 000r/min，而且采用的手机力矩大，可同时实现高转速和低转速，也能够有效地防止回吸。然而，由于购置成本高，技术不成熟，在我国还未形成生产和使用规模。另一种逐渐兴起的激光治疗机则已在临床上开始使用。经临床实践证明，Er：YAG 激光（铒：钇—铝—石榴石）具有无痛、无须麻醉、无噪声、无振动、出血少以及可消毒窝洞和根管等特点，从而使患者在接受治疗时免除心理压力。但激光治疗机也存在一些缺陷，如无法产生窝洞倒凹、银贡合金填充固位有一定缺陷，以及对牙髓有热刺激作用，可能造成组织损伤等问题。但随着技术的发展，这些问题的解决也具有一定的可行性。

二、YY/T 1043.1—2016《牙科学　牙科治疗机　第 1 部分：通用要求与测试方法》标准解读

（一）标准简介

YY/ T 1043.1《牙科学　牙科治疗机　第 1 部分：通用要求与测试方法》规定了牙科治疗机的通用要求和试验方法，以及制造商的说明、标记和包装的要求。本标准不仅可以进一步规范牙科治疗机的性能和试验方法，还能为医疗器械监管部门监管牙科治疗机提供重要的依据，具有十分重要的意义。

该标准按国际标准 ISO 7494 -1：2011《牙科学　牙科治疗机　第 1 部分：通用要求与测试方法》（英文版）修改而成，其与英文版的差异及原因主要如下：

表 3 -1　ISO 7491 -1：2011 中英文版的差异及原因

本部分章条编号	ISO 7494 -1：2011 章条编号	差异及原因
前言	前言	按 GB/T 1.1—2009 给出的规则起草
引言	引言	用 GB/T 16886.1 代替 ISO 10993 -1
2	2	根据目前国内医用电气设备安全要求执行的情况，用 GB 9706.1—2007（IEC 60601 -1：1988 + A1：1991 + A2：1995，IDT）代替 IEC 60601 -1：2005；同理，删除 IEC 80601 -2 -60《医用电气设备　第 2 -60 部分：牙科设备的基本安全和基本性能的特殊要求》、IEC 62366《医疗器械可用性工程在医疗器械的应用》；其他引用的国际标准，若已转化为我国标准，则将引用的国际标准号替换为相应的国家或行业标准号，并注明采用关系

（续上表）

本部分章条编号	ISO 7494－1：2011 章条编号	差异及原因
3	3	GB 9706.1—2007 代替 IEC 60601－1，并删除 IEC 80601－2－60
4.2	4.2	GB 9706.1—2007 中的 2.2.4 和 2.2.5 分别代替 IEC 60601－1：2005 中的 3.13 和 3.14
4.3	4.3	GB 9706.1—2007 中的 2.1.24 代替 IEC 60601－1：2005 中的 3.132
4.4	4.4	GB 9706.1—2007 中的 5.6 的要求代替 IEC 60601－1：2005 中的 6.6 的要求
5.1	5.1	GB 9706.1—2007 代替 IEC 60601－1，并删除 IEC 80601－2－60
5.1.2	5.1.2	YY/T 1043—2004 中 5.1.2 的要求代替 IEC 60601－1：2005 中 9.2 的要求
5.1.3	5.1.3	保留第 1 段的要求，删除 IEC 60601－1：2005 中 15.1 的要求
5.1.4	5.1.4	删除 ISO 7494－1：2011 中 5.1.4 可用性，本部分用 5.1.4～5.1.7 代替 ISO 7494－1：2011 中 5.1.5～5.1.8；5.1.5 超温用 GB 9706.1—2007 中第 42 章的要求代替 IEC 60601－1：2005 中 11.1 的要求；5.1.6 生物相容性，用 GB 9706.1—2007 中第 48 章的要求代替 IEC 60601－1：2005 中 11.7 的要求
5.1.5	5.1.5	
5.1.6	5.1.6	
5.1.7	5.1.7	
	5.1.8	
5.3	5.3	GB 9706.1—2007 代替 IEC 60601－1，并删除 IEC 80601－2－60
7.2.2	7.2.2	根据 GB 9706.1—2007 中第 45 章的规定进行
7.3	7.3	GB 9706.1—2007 代替 IEC 60601－1：2005，并删除 IEC 80601－2－60
8.1	8.1	GB 9706.1—2007 中 6.8.1 的要求代替 IEC 60601－1：2005 中 7.9.1 的要求
8.2	8.2	GB 9706.1—2007 中 6.8.2 的要求代替 IEC 60601－1：2005 中 7.9.2 的要求
8.3	8.3	GB 9706.1—2007 中 6.8.3 的要求代替 IEC 60601－1：2005 中 7.9.3.1～7.9.3.3 的要求
9	9	GB 9706.1—2007 中第 6 章的要求代替 IEC 60601－1：2005 中第 7 章的要求
10	10	GB 9706.1—2007 中 6.1v 的要求代替 IEC 60601－1：2005 中 7.2.17 的要求
附录 A		增加资料性附录 A：本部分与 ISO 7494－1：2011 的章条编号差异及原因

本标准于1965年首次发布，1989年第二次修订，2004年为第三次修订，2012年进行了第四次修订，目前最新版本已于2016年发布，于2017年1月1日实施。

（二）新旧版本对比

YY/T 1043.1—2016与YY/T 1043—2004相比，主要变化如下：

（1）增加了牙科手机和高频外科装置的定义和要求；

（2）增加了生物相容性的要求；

（3）增加了给排管路的连接的要求；

（4）删除了压力释放的要求；

（5）更新了技术描述和标志的要求；

（6）删除了规范性附录A、试验顺序；

（7）增加了资料性附录A：本部分与ISO 7494-1：2011的章条编号差异及原因。

（三）标准条款解读

1. 产品分类

本标准中，条款4.2~4.4根据GB 9706.1中的分类方法对产品的分类进行了规定。

2. 主要技术要求及试验方法

本标准的第5章对牙科治疗机的安全和技术参数进行了统一要求，第7章对相应的试验方法做出了要求。下面将对第5章的条款逐一进行解读，从制定目的出发了解为何对产品做出如此规定，一方面便于理解条款严格的质量控制，另一方面也为产品设计提供参考依据。同时，在相应的条款之后，通过原理框图和实物连接图对第7章的部分试验方法进行讲解。最后，结合实例更准确地把握对条款要求的判定准则。

（1）5.1章概述及其试验方法

📖 条款

5.1 概述

电气要求仅适用于电动牙科治疗机。然而，非电动牙科治疗机也应符合GB 9706.1—2007中的通用要求。

如果牙科椅作为牙科治疗机的组成部分，还要符合YY/T 0058—2015的要求。

GB 9706.1—2007适用。

☞条款解读

GB 9706.1—2007《医用电气设备　第1部分：安全通用要求》是适用于医用电气设备安全的标准。

医用电气设备的定义是：与某一专门供电网有不多于一个的连接，对在医疗监督下的患者进行诊断、治疗或监护，与患者有身体的或电气的接触，和（或）向患者取得能量，和（或）检测这些所传送或取得的能量的电气设备。设备包括那些由制造商制定的，能使设备正常使用所必需的附件。

按定义，非电动牙科治疗机不与供电网相连，因此GB 9706.1—2007是不适用的。但本条款对此作出了例外，即GB 9706.1—2007中非电气部分的要求适用，例如第二篇环境条件、第四篇对机械危险的防护等。

牙科椅可作为牙科治疗机的一部分，也可不作为牙科治疗机的一部分。若作为牙科治疗机的一部分，牙科椅应符合 YY/T 0058《牙科学　病人椅》的要求。

条款

5.1.1 手机软管

连接到牙科治疗机的手机软管应是可拆卸的，以便于清洁和消毒。

通过人工检验是否符合要求。

条款解读

手机软管是和手机直接连接的部件，细菌容易滋生，病毒易于藏匿，因此对其清洁和消毒方便性提出了要求。条款中要求手机软管应是可拆卸的，这里的可拆卸虽然没要求是用工具可拆卸还是不用工具可拆卸，但为了清洁和消毒的方便，宜设计为不用工具就可拆卸的形式。

条款

5.1.2 运动部件

在正常工作情况下可能构成伤害的运动部件，应加以防护以免对患者和其他人员造成危险。

对于患者和其他人员的手或者手指容易触及的部件，在完全开启时，电动活动部件和其相对部件之间的间隙应小于10mm，完全关闭时，间隙不小于20mm（即≥20mm）。

应提供安全措施来保护患者和其他人员避免触及电动部件。这些措施包括：安全开关，限位开关或复位开关。

所有电缆和管道应适当防护，以免在正常使用时，由于摩擦、拉伸或弯曲产生磨损、折伤和损坏。

测试应根据7.2.1中的规定进行。

条款解读

本条款对运动部件提出了几点要求：①运动部件要防护。②开启间隙要足够小，关闭间隙要足够大。做口腔治疗时，患者要坐上牙科椅，这时牙科椅一般是完全开启的状态，条款中对于这种开启的状态，患者和其他人员的手或者手指容易触及的部件，如靠垫和靠垫之间的间隙要求小于10mm；在治疗过程中，医生要调整患者的位置，条款中对调整的极限状态即完全关闭状态的间隙要求不小于20mm。③要有限值运动的安全防护。④受活动部件牵扯的电缆和管道要防护。

条款

5.1.3 操作控制装置

操作控制装置应合理设计和设置以减少意外发生。操作控制装置的图标应符合 YY/T 0628—2008 中的要求。

条款解读

操作控制装置的图标已标准化，见 YY/T 0628—2008《牙科设备 图形符号》（2008年4月25日发布，2009年6月1日实施）。此标准规定了牙科设备的图形符号。这些符号可用在牙科设备相应的设备部件和文档中。

📖 条款

5.1.4 清洁与消毒

牙科治疗机所有外露部分，包括痰盂和器械软管，应能够用制造商推荐的药剂进行清洁和消毒而不会损坏其表面或标记。

测试应根据 ISO 21530：2004 中的规定进行。

☞条款解读

ISO 21530：2004 正在转化为我国的医药行业标准。此行业标准发布前，目前暂时使用国际标准来进行此条款的试验。

📖 条款

5.1.5 超温

应符合 GB 9706.1—2007 中第 42 章的要求。

☞条款解读

本条款按照 GB 9706.1—2007 中第 42 章的要求执行。在治疗机中一般温度最高的点出现在口腔灯内部，可达 100～200℃，因此口腔灯的相关零部件和导线要有足够的耐热性和隔热措施。

📖 条款

5.1.6 生物相容性

应符合 GB 9706.1—2007 中第 48 章的要求。

通过检查制造商提供的资料或试验来检验是否符合要求。

☞条款解读

生物相容性可接受制造商提供的资料来证实，也可通过试验来证实。GB 9706.1—2007 中第 48 章规定预期与生物组织、细胞或体液接触的设备部件和附件的部分，应按照 GB/T 16886.1 中给出的指南和原则进行评估和形成文件。牙科治疗机中吸唾器等预期与生物组织、细胞或体液接触的部件应进行生物相容性评价。

📖 条款

5.1.7 给排管路的连接

所有连接应符合 YY/T 0725—2009 的要求。

☞条款解读

YY/T 0725—2009《牙科设备　给排管路的连接》2009 年 6 月 10 日发布，2010 年 12 月 1 日实施。这是一个关于拟安装牙科治疗机的牙科诊室管路设施布局的标准，以避免在日后安装新治疗机、替换旧治疗机时改造主要管道的麻烦。

📖 条款

5.2 机械要求

5.2.1 固体收集器

牙科治疗机的废物排放系统中应配有一个固体收集器。该固体收集器能截留直径≥2mm 的任何固体废物。

测试应根据7.1中的规定进行。应使用容易获得的测量仪器进行测量。

☞条款解读

牙科治疗机的废物排放系统不仅包括痰盂的废物排放部分，也包括吸唾器的废物排放部分。此废物排放系统要求有过滤措施，截留直径≥2mm的固体废物。

📖 条款

5.2.2 汞合金分离装置

牙科治疗机应能够在其废物排放系统中配置或连接一个汞合金分离装置。

测试应根据7.1中的规定进行。

☞条款解读

本条款明确了汞合金分离装置（即银汞合金分离器）和牙科治疗机允许配合使用的形式，即分离器可配备在牙科治疗机上作为一个部件，也可作为独立的装置与牙科的废水排放系统连接使用。若作为独立的装置，则牙科治疗机废物排放系统应留有供汞合金分离装置连接的接口。

另，国家食品药品监督管理局在2011年首次发布了银汞合金分离器的标准。YY 0835—2011《牙科学　银汞合金分离器》2011年12月31日发布，2013年6月1日实施。银汞合金分离器均应满足此标准的要求。

📖 条款

5.2.3 爆裂压力

牙科治疗机压力系统应有足够的耐压性，能够承受GB 9706.1—2007中第45章要求的压力而不会爆裂或泄漏。

测试应根据7.2.2中的规定进行。

☞条款解读

本条款是对压力系统耐压性能的要求。

压力系统包括水路系统和气路系统，应分别试验。

因为水爆炸的膨胀系数比气体爆炸的膨胀系数小，考虑到试验人员的人身安全，因此试验用的介质宜选用水而不选用气体。

大部分牙科治疗机均配有储水罐，用于牙科手机等器械的特殊供水。储水罐一般靠注入压缩空气产生水压。因此储水罐也是受压部件。依GB 9706.1—2007中45.2所述，若压力容器的压力容积值大于200kPa·L，且压力大于50kPa，就应承受水压试验压力。若储水罐没有同时满足上述2个条件，则可免于承受水压试验压力。

试验时，应使压力释放装置起不了作用，否则，可能在试验压力上升的过程中压力释放装置起作用，而使压力不能升到目标值。

试验压力应为最大容许工作压力的3倍。例如牙科治疗机的最大容许工作压力是400kPa，则试验压力为400kPa × 3 = 1.2MPa。试验时，将压力逐渐增至规定的试验值1.2MPa，并保持此值1min。试样应不破裂、不永久（塑性）变形，也不泄漏。试验失败时，一般会观察到管路连接处泄漏，偶尔会观察到手机连接软管部分鼓起永久（塑性）变形。标准中对一种泄漏情况是允许的，就是试验时密封垫圈处，在压力低于所要求实验值的 40% 或低于最大容许工作压力时两者中较大值发生泄漏，否则不作为故障。以最大容许工作压力是 400kPa 为例，实验值的 40% 为 1.2MPa × 40% = 480kPa。400kPa 和 480kPa 比较，取大者，即取 480kPa。也就是说在密封垫圈处，0 ~ 480kPa 压力范围内的泄漏是不允许的；480 ~ 1 200kPa 压力范围内的泄漏则不作为不符合标准要求的依据。

条款

5.3 电气要求

GB 9706.1—2007 适用。

5.3.1 装置的安全失效

在单一故障状态下，例如一个限位开关失效，应提供附加的保护措施。

例：机械限位装置用以避免伤害患者和（或）操作者。

测试应根据 7.3.1 中的规定进行。

条款解读

本条款要求机械的运动要有双重限位措施，以防止一个限位开关失效造成的不安全。

条款

5.3.2 电压和（或）能量的限制

应按 GB 9706.1—2007 第 15 章的要求，并附加如下要求：

由安全变压器或具有相当的隔离器件与网电源隔离的不接地电路中的导体间的电压，在变压器或整流器工作在额定网电压时，不得超过安全特低电压（SELV）的常规值：交流 25V 或直流 60V。

治疗机部件产生的内部电压若超过 SELV，应和 SELV 隔开，为此而采取的措施，诸如保护屏蔽或绝缘是治疗机的一个整机部分，应一起被测试。

以 SELV 供电的治疗机部件，不可产生高于 SELV 的任何内部电压，除非此电压是与 SELV 隔开，且在电气上是安全的。

条款解读

本条款旨在限制最终到达患者的电压和能量。条款反复强调（安全特低电压）SELV，以实现最终的整体安全。

条款

5.3.3 隔离

应按 GB 9706.1—2007 中第 17 章的要求，并附加如下要求：

非绝缘的电热装置，如直接和水接触的热水喷枪，又如带有基本绝缘的手机中的低压电机，都应使用安全特低电压（SELV）进行操作。

条款解读

本条款对非绝缘的电热装置附加了限制电压和能量的要求。要求均使用安全特低电压（SELV）供电。

条款

5.3.4 单一故障状态下的连续漏电流和患者辅助电流

应按 GB 9706.1—2007 中 19.2 的要求，并附加如下要求：

不满足 5.3.6 要求的低压电机，穿过工作绝缘外壳的电流被认为是单一故障。在这种情况下，患者漏电流不得超过 GB 9706.1—2007 中表 4 给出的值。

直接和水接触的，带有非绝缘加热元件的热水喷枪，SELV 的一侧接地被认为是单一故障。在这种情况下，患者漏电流不得超过 GB 9706.1—2007 中表 4 给出的值。

测试应根据 7.3.2 的规定进行。

7.3.2 单一故障状态下的连续漏电流和患者辅助电流

应测试对地漏电流、外壳漏电流、患者漏电流和患者辅助电流，并附加如下要求：

a）按 GB 9706.1—2007 中第七篇的要求，牙科治疗机应处于正常工作温度；

b）按 GB 9706.1—2007 中 4.10 的说明，潮湿预处理之后应对置于潮湿箱外的设备进行测量，并且在设备从潮湿箱中取出，放在温度低于或等于潮湿箱温度的环境中 1h 后开始。测试时，应先进行设备不必通电的测量。

测试水枪漏电流需用一个金属细网紧贴出水口（网孔不大于0.3mm，金属丝直径不小于0.1mm）。这个金属网作为应用部分的接触点，应与水枪的机体相连接，测量时水枪应工作。

测量布置和测量装置见 GB 9706.1—2007 中 19.4。

☞条款解读

本条款是说低压电机可以不满足 5.3.6 对爬电距离和电气间隙的要求，只要患者漏电流满足 GB 9706.1—2007 中表 4 给出的值就可接受。

非绝缘加热元件的热水喷枪，其安全特低电压（SELV）的一侧接地时，患者漏电流不得超过 GB 9706.1—2007 中表 4 给出的值。

📖 条款

5.3.5 电介质强度

5.3.5.1 带有一个应用部分的牙科治疗机的要求

应按 GB 9706.1—2007 中 20.2 的要求，并附加如下要求：

B－a）已按 7.3.2 测试过的热水喷枪，电介质强度试验是不适用的。

供电电路是用 SELV 试验的，加热元件和患者之间的水柱被认为是对患者的保护阻抗。

B－b）这种绝缘应是基本绝缘。

B－e）如果 F 型应用部分含有的电压不大于 SELV，那么基本绝缘是足够的。

B－g）和水直接传导接触的部件，如果它们和地或保护接地线直接接触，则应被绝缘。

这不适用于那些用水柱代表保护阻抗的部件。

☞条款解读

本条款是在 GB 9706.1—2007 基础上的附加要求。

B－a）按 7.3.2 测试过的热水喷枪，免检 B－a），非热水喷枪对 B－a）还是要进行的。

B－b）明确了绝缘的要求，就是基本绝缘就可以。

B－e）相对于GB 9706.1—2007，本项的要求有所放松。GB 9706.1—2007对B－e）的绝缘要求是双重绝缘或是加强绝缘，本项则明确如果治疗机的F型应用部分含有的电压不大于SELV，那么基本绝缘是足够的。

B－g）GB 9706.1—2007中没有B－g）的要求，因此此项难以实施。

条款

5.3.5.2 试验电压值

应按GB 9706.1—2007中20.3的要求，下列情况除外：

用SELV供电的应用部分，各种装置的试验电压应是500V。

测试应根据7.3.3中的规定进行。

7.3.3 电介质强度

将单相设备和三相设备（按单相设备测试）的测试电压，按GB 9706.1—2007中的规定加在20.1和20.2所述的绝缘部件上，历时1min。

a）在加热至工作温度后，立即用接入线路已闭合的电源开关断开电源之后进行，电热元件采用GB 9706.1—2007中图28的电路图；

b）在潮湿预处理后（按GB 9706.1—2007中4.10的说明），让设备保留在潮湿箱内，断开其电源后立即进行测试；

c）设备不通电并按要求的消毒程序处理之后（GB 9706.1—2007中44.7）。

开始，应施加不超过一半规定值的电压，然后应在10s期间将电压逐渐增加到规定值，应保持此值达到1min。

对于低压电机，其工作绝缘同时代表基本绝缘，故应进行如下试验：

将电机调至最高速度（按制造商的使用说明），间歇运行5h，然后按7.3.3 a）、b）和c）进行电介质强度试验。

☞条款解读

本条款明确了用安全特低电压供电的应用部分，B－a）、B－b）、B－c）、B－d）、B－e）、B－g）试验电压均为500V。

另，安全特低电压的定义为（见GB 9706.1—2007中2.4.3）：

在用安全特低电压变压器或等效隔离程度的装置与供电网隔离，当变压器或变换器由额定供电电压供电时，在不接地的回路中，导体间交流电压不超过25V或直流电压不超过60V名义电压。

条款

5.3.6 网电源部分、元器件和布线

应按GB 9706.1—2007中第57章的要求，对57.10有下列附加要求：

如果应用部分是用SELV运行的，爬电距离和电气间隙应至少符合GB 9706.1—2007中表16的“相反极性部分间的基本绝缘”所规定的值。

☞条款解读

除了符合GB 9706.1—2007中第57章的要求外，如果应用部分是用安全特低电压运行的，爬电距离和电气间隙应至少满足下表要求。

表 3－2　爬电距离和电气间隙要求　（单位：mm）

	直流电压/V	15	36	75	
	交流电压/V	12	30		
相反极性部分间 等同于基本绝缘	A－f	0.4	0.5	0.7	电气间隙
		0.8	1	1.3	爬电距离

条款

5.3.7 测试点

为了实施 YY/T 0841—2011 所指定的维护要求，牙科治疗机应有网电源连接器或/和插头。

测试应根据 7.1 中的规定进行。

3. 其他要求

（1）抽样要求。

条款

6 抽样

如可能，应在一台有代表性的牙科治疗机上进行所有型式试验。

（2）制造商的说明。

条款

8.1 概述

牙科治疗机应至少包括 8.2 和 8.3 中规定的文件。

应符合 GB 9706.1—2007 中 6.8.1 的要求。

8.2 使用说明书

应符合 GB 9706.1—2007 中 6.8.2 的要求。

此外，应说明运动的全程范围。

如果要提供其他制造商生产的附件，那么制造商在每台牙科治疗机所附的说明书中应规定这些附件的最大承载能力。

8.3 技术说明书

应符合 GB 9706.1—2007 中 6.8.3 的要求。

此外，制造商还应提供下列信息：

a）牙科治疗机的总体尺寸；

b）如适用，底座的总体尺寸和维护的接口位置连接；

c）连接面和紧固的方法（螺栓等）以及供电电源和其他维护的细节；

d）牙科治疗机的组装和装配说明；

e）电气参数、电气连接图、输入要求（如电压和频率）、熔断器值以及输出参数；

f）如适用，空气与水的输入要求（压力和流量）和输出参数，包括空气、水、抽吸以及废水管路图；

g）牙科治疗机的操作说明及日常维护说明，包括显示每个控制器的位置和解释；
h）使用说明书，应包括与牙科治疗机相连接，可以移动的其他设备安全使用的注意事项；
i）牙科治疗机的清洁及消毒说明；
j）牙科治疗机及其附件在最不利位置的最大允许负载和最大移动距离；
k）没有装配牙科椅的牙科治疗机的最大允许负载；
l）牙科治疗机的工作面在最不利位置的最大允许负载；
m）专门设计用于装配牙科治疗机的标准附件以及这些附件的承载能力；
n）连接到牙科治疗机输入和输出所有液体的特征；
o）常用备件的清单；
p）牙科治疗机的工作范围和安装最小空间的要求和建议；
q）牙科治疗机使用的压力系统的工作压力；
r）运输及贮存环境（例如：湿度、温度和气压）；
s）工作环境（至少包括湿度和温度）；
t）废弃及回收的说明。

（3）标记、包装要求。

📖 条款

9 标记

应符合 GB 9706.1—2007 中第 6 章的要求。

用于控制器和表示性能的符号应符合 YY/T 0628—2008 的要求。

通过目测来检验是否符合要求。

10 包装

应按照制造商的说明对牙科治疗机进行用于运输的包装，以防牙科治疗机在可以预见的运输条件下遭到损坏。

如果是分箱包装，则应根据 GB 9706.1—2007 中 6.1 v）的要求在其外部进行标记，以便于装配和安装。

三、YY/T 0630—2008《牙科学　牙科治疗机　第 2 部分：供水与供气》标准解读

（一）标准简介

YY/T 0630—2008《牙科学　牙科治疗机　第 2 部分：供水与供气》是推荐性标准，是首次发布的行业标准。它是牙科治疗机的一项重要标准，只要是牙科治疗机，就必须执行 YY/T 1043 和 YY/T 0630。除了牙科治疗机以外，本标准对带供水供气系统的医用设备的要求和试验也有借鉴意义。

YY/T 0630—2008《牙科学　牙科治疗机　第 2 部分：供水与供气》等同采用了国际标准 ISO 7494－2：2003 Dentistry—Dental units—Part 2：Water and air supply，规定了牙科治疗机供水与供气系统的要求和试验方法，以确保供给牙科治疗机的水源和气源质量合格。

然而，由于目前工艺技术水平无法提供一个避免或减少水路和气路表面形成生物膜的全面的解决方案，导致有关牙科治疗机供水和供气微生物方面的问题未能达成共识，因此本标准只

包含了材料、设计和结构的要求与试验方法，不包含防止危险性微生物污染和扩散的要求。

（二）标准条款解读

该标准的要求部分主要由第4章“供水的要求”、第5章“供气的要求”以及第7章“制造商提供的使用说明和信息”三部分组成，标准的第6章“测试”对要求中涉及的部分检验方法进行了规定。

1. 供水的要求

该标准在4.1中规定了所有的供水和供气连接应符合ISO 11144《牙科设备　供排管路的连接》的规定，如图3－5。

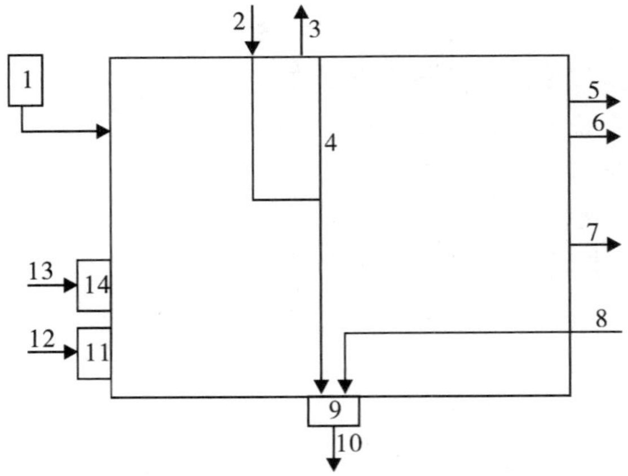

说明：

1. 来自储供水系统的输入水或处理溶液
2. 痰盂的废水出口
3. 供痰盂使用的非处理水
4. 牙科治疗机中的排水管
5. 供杯容器使用的处理水
6. 供牙科器械使用的处理水
7. 供牙科器械使用的气体
8. 吸引装置的出水口
9. 废水连接端口
10. 排水管
11. 输入气连接端口
12. 输入气
13. 自来水输入水
14. 输入水连接端口

图3－5　牙科治疗机的水、气路连接示例图

在YY/T 0630—2008中，分别针对处理水系统的材料（4.2）、自来水供水系统的防回流装置（4.3）、痰盂（4.4）、水流式文氏管（4.5）、微粒过滤器（4.6）、储供水系统（4.7）、回吸（4.8）、水消毒系统（4.9）做了具体要求。其中，除4.4和4.8外，其余要求均可采用目力观察以及查阅相关的随机文件信息来检验是否符合条款要求。

4.4中规定“痰盂的清洗水出水口和痰盂的溢出水位之间的空气间隙的距离应不少于20mm”。本条款主要考虑的风险是痰盂由于出水口堵塞而溢出水时对清洗水源的污染。由于溢出水可能有一定的飞溅和涌动，因此安全距离定得较宽，为20mm。空气间隙是指痰盂的清洗水出水口最低位和溢出水液面的最短距离。在测量时我们要注意判断溢出水位的位置，要注意观察痰盂的几何形状，若为几何形状不容易判断溢出水位，则要堵塞痰盂出水口，注水观察，再测量。

4.6要求“除非使用储供水供应系统，否则在牙科治疗机的输入水连接处至少要安装一个孔径不大于90μm的微粒过滤器，以防止自来水供应系统的微粒进入到牙科治疗机内的水系统”。5.2要求“在牙科治疗机的输入气连接处应安装一个孔径不超过25μm的微粒过滤器”。也就是说，牙科治疗机外部进水和进气处均要安装过滤器，防止过大粒径的微粒进入到牙科治疗机内。过滤器的孔径尺寸检查随机文件就可以。同时，水、气过滤器孔径的信息要写在说明书上，方便更换滤芯。

图3－6是确定痰盂的清洗水出水口和痰盂的溢出水位之间的空气间隙的距离的一个例子，由于痰盂的上端开口水平，故溢出水位和痰盂的上端开口一致。

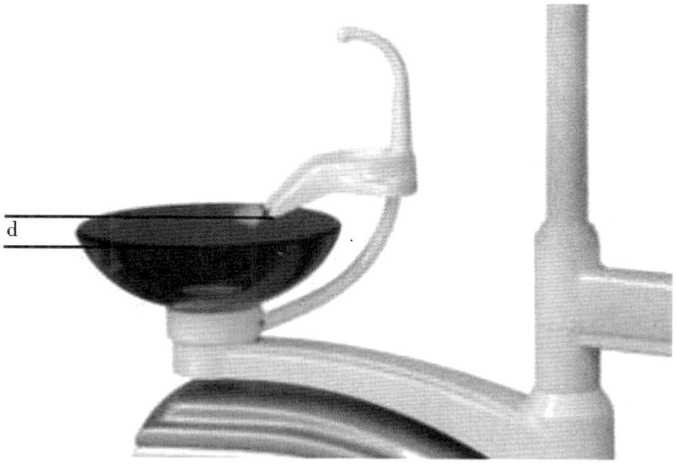

图3－6　清洗水出水口与溢出水位距离举例

4.8中规定了“处理水或溶液的回吸量不应超过40mm^3（＝0.04mL）”，并在6.5中给出了详细的测试方法：用一根长（150±2）mm、内径（1.5±0.1）mm的透明管，将其一端连接到手机软管的水管通常连接的位置，其另一端直立。关闭手机，并正常操作牙科治疗机的水阀，测量透明管直立端管口到管中水柱的凹面长度，结果不应超过20mm。

若采用了内径为（0.8～2.0）mm范围内的测试管，测量水柱内凹面到开口端管口的距离l（mm），然后用下列的公式计算回收液体的体积V（mm^3）：

$$V=\frac{\pi d^2 l}{4}$$

如果和牙科治疗机配合使用的手机有防回吸功能，则允许牙科治疗机没有防回吸功能。

2. 供气的要求

牙科治疗机中的供气主要是用于驱动手机工作、控制、三用喷枪吹屑、吸唾等。标准中对供气的要求包括连接（5.1，如图3－5所示）、微粒过滤器（5.2）和抗菌过滤器（5.3）三条，其检测方式为目力观察及查阅随机文件。

3. 制造商提供的使用说明和信息

该标准与 YY/T 1043.1 共同构成牙科治疗机的系列标准，因此对使用说明的要求不仅要符合 YY/T 1043.1 中的要求，还应包含对供气和供水部分的特殊说明。

四、YY/T 0058—2015《牙科学　病人椅》标准解读

（一）YY/T 0058 标准简介

该标准于1986年9月首次发布，1999年修订时将 ZBC 33017—1986 及 YY 0058—1991 合并，2004年为第三次修订，2015年采用国际标准 ISO 6875：2011《牙科学　病人椅》（英文版）进行第四次修订。

（二）新旧版本对比

最新修订版本与 YY/T 0058—2004《牙科病人椅》相比主要变化如下：

（1）增加牙科病人椅不同部位承载能力的重量百分比分布要求，以允许制造商提供大于135kg 的承载重量；

（2）7.2.2 头枕结构测试方法中将压力由“330N”改为按“承载病人重量的7.4%乘以安全系数为3的压力”；

（3）7.2.3 扶手垂直向下的压力由“335N”改为“670N”，水平向内向外的力由“220N”改为“440N”；

（4）更新了技术描述和标志的要求。

（三）新版标准与 ISO 标准的差异

最新修订版本与 ISO 6875：2011 主要差异如下：

（1）按照 GB/T 1.1 对一些编排格式进行了修改；

（2）删除 ISO 前言部分；

（3）根据目前国内医用电气设备安全要求执行的情况，用 GB 9706.1—2007（IEC 60601－1：1988＋A1：1991＋A2：1995，IDT）代替国际标准 ISO 6875：2011《牙科学　病人椅》（英文版）中的 IEC 60601－1：2005 安全要求；同理，删除 ISO /IEC 80601－2－60：2011《医用电气设备　第2－60部分：牙科设备的基本安全和基本性能的特殊要求》、IEC 62366《医疗器械　可用性工程在医疗器械的应用》和 5.1.4 可用性；

（4）在 7.2.2 中，除了施加的压力之外，沿用了 YY/T 0058—2004《牙科病人椅》7.2.1 中的测试方法；

（5）7.2.5 沿用了 YY/T 0058—2004《牙科病人椅》中的测试方法；

（6）保留了 YY/T 0058—2004《牙科病人椅》中的 5.2.1.2 锁紧机构和 5.2.7 急救措施下的额外负载，它们分别对应为本标准的 5.2.2.2 锁紧机构和 5.2.6 急救措施下的额外负载；

（7）同时，沿用了上述条款的测试方法；

（8）对于本标准中引用的其他国际标准，若已转化为我国标准，本标准将引用的国际标准号替换为相应的国家或行业标准号，并在本标准第2章中注明采用关系。

（四）标准条款解析

📖 条款

5.1 通用要求

5.1.1 电气要求

电气要求仅适用于电动牙科病人椅。然而，非电动牙科病人椅也应符合 GB 9706.1—2007 中的通用要求。

GB 9706.1—2007 适用。

☞条款解读

本条款明确了不管牙科病人椅是否为电气设备，均应符合 GB 9706.1—2007 的要求。

GB 9706.1—2007 中，非电动牙科病人椅可能适用的篇章是：第一篇概述；第二篇环境条件；第四篇对机械危险的防护；第六篇对易燃麻醉混合气点燃危险的防护；第七篇对超温耳环其他安全方面危险的防护；第九篇不正常的运行和故障状态、环境试验；第十篇结构要求。

电动牙科病人椅，GB 9706.1—2007 均适用。

📖 条款

5.1.2 运动部件

在正常工作情况下，对可能构成伤害的运动部件应加以防护，以免对患者和其他人员造成危险。

对于患者和其他人员的手或者手指容易触及的部件，电动部件和其相对部件之间的距离，在完全开启时应小于 10mm，完全关闭时不小于 20mm。

应提供安全措施来保护患者和其他人员避免触及电动部件。这些措施包括安全开关、限位开关或对连续动作的控制。

所有电缆和液压管道应适当保护，以免在正常使用时，由于摩擦或拉伸导致磨损、断裂和损坏。

测试应根据 7.2.1 中的规定进行。

☞条款解读

运动部件包括主动运动部件和被动运动部件。主动运动部件，如电机；被动运动部件，如受病人椅运动牵拉的管、线。运动部件可以是电动的，也可以是手动的。

病人椅升降仰合产生的距离增大和缩小都不应产生危险。

📖 条款

5.1.3 操作控制装置

操作控制装置应合理设计和设置以减少意外发生。操作控制的图标及指示应符合 YY/T 0628—2008 中的要求。

☞条款解读

本条款实际上是说病人椅的操作控制装置应满足人体工学的要求。操作控制装置的设计应考虑所有操作习惯和可能的误触发，例如左右手习惯、左右脚习惯等。

操作控制的图标及指示应符合 YY/T 0628—2008 中的要求。图 3－7 是牙科病人椅可能用到的图标。若病人椅使用了图标，则说明书中应一一说明其表达的意思。如果没有合适的图标表达，制造商可以使用自己设计的图标，其表达的意思也应在说明书中说明。

序号	图形符号	名称	出处
47	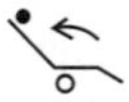	病人椅向后倾斜	ISO 7000-1809
48	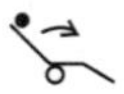	病人椅向前倾斜	ISO 7000-1810
49	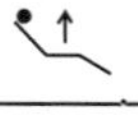	升高病人椅	ISO 7000-1807
50	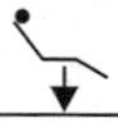	降低病人椅	ISO 7000-1808
51	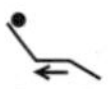	病人椅向后	ISO 7000-1813
52	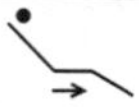	病人椅向前	ISO 7000-1814
53	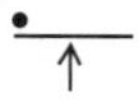	升高病人床	ISO 7000-1817
54	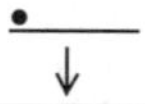	降低病人床	ISO 7000-1818
55	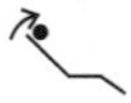	抬高靠背	ISO 7000-1816
56	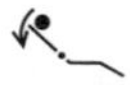	靠背后倾	ISO 7000-1815
57	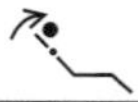	抬高头枕	ISO 7000-1812
58	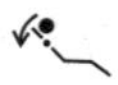	头枕后倾	ISO 7000-1811
59	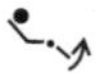	抬高脚板	ISO 7000-1846
60	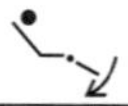	降低脚板	ISO 7000-1847
61	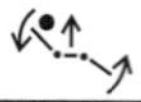	自动调整	ISO 7000-1848
62	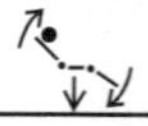	自动复位	ISO 7000-1849

图 3-7　牙科病人椅图形符号

📖 条款

5.1.4 功能停止系统

牙科病人椅应配有至少一套功能停止系统，它应装在牙科医生和（或）操作者容易操作的部位。该系统一旦被启动，所有可能危害患者和操作者的动作应立即停止。

例如：脚踏开关可作为一套适合的功能停止系统。

☞条款解读

在上一版本（2004 版）标准中，此系统称为紧急停止系统，在本版中改为功能停止系统，没有了紧急字眼。实际上是对此系统的形式降低了要求，所使用的开关不一定是紧急停止开关。同时本标准还明确了脚踏开关可作为一套适合的功能停止系统。

条款

5.1.5 罩面装饰材料及填充材料

5.1.5.1 液体吸收防护

罩面装饰材料应为防吸水材料。

测试应根据7.1中规定的方法进行。

罩面材料应易于使用制造商推荐的药剂进行清洁和消毒。罩面材料应能耐受这些清洁消毒剂。

测试应根据ISO 21530中的规定进行。

条款解读

罩面材料要符合3点要求：防吸水；易于清洁和消毒，不宜有难于进行表面清洁和消毒的死角；耐清洁消毒，按ISO 21530《牙科学　牙科设备表面用材料　耐化学消毒剂的判定》的规定进行。ISO 21530已转化为我国的行业标准YY/T 1400—2016（IDT）。

条款

5.1.5.2 可燃性

罩面装饰材料及填充材料应不易着火和被烧焦，如果被烧焦，其焦痕的范围从测试卷烟的最近点开始在任何方向上的距离应不大于30mm。

测试应根据ISO 8191－1中的规定进行。

条款解读

可燃性试验使用的是ISO 8191－1《设备　对带有装饰性覆盖物设备的可燃性评估　第1部分：火源：低温碳焦卷烟》规定的方法。目前，ISO 8191－1还没有转化为我国的标准。ISO 8191－1不是医疗器械行业的专用标准，这个标准使用范围很广，其转化要考虑各个行业的适用性及与现有标准是否有重叠。

条款

5.1.6 清洗和消毒

牙科病人椅所有外露的部分应能用制造商推荐的药剂进行清洗和消毒而不会损坏椅子的表面或标志。

测试应根据ISO 21530中的规定进行。

条款解读

新版标准修改了清洗消毒的试验方法，2004版是按GB 9706.1的方法进行。新版是ISO 21530《牙科学　牙科设备表面用材料　耐化学消毒剂的判定》（YY/T 1400—2016）。此标准主要介绍了3种清洗和消毒方法。

条款

5.2 机械要求

5.2.1 概述

应符合GB 9706.1—2007中21章和28章的要求。制造商应在使用说明书中规定承载病人的总重量，其承载量至少为135kg（见表3－3）。

表3－3　制造商规定的病人总重量承载量分布

病人椅承载病人身体的部位	承载量分布比例（%）	最小承载量分布（kg）
头和颈	7.4	10
上躯干和上臂	33.4	45
下躯干和前臂、股部	40.7	55
小腿和脚	18.5	25
总重量	100	135

☞条款解读

本条款和2004版标准相比，增加了承载量分布比例（%）。承载量至少为135kg，允许有更高的承载量设计。当承载量设计为非135kg时，按表3－3中的承载量分布比例计算各部位承载能力。本条款是发展和完善了旧条款。

📖 条款

7.2.2 头枕结构

用一个直径为100mm，边缘圆角半径为15mm的金属圆盘。

把被测椅子完全放平，把头枕完全伸展，通过金属圆盘对头枕中心施加一个承载病人重量的7.4%（见表3－3）乘以安全系数为3的压力，该力应垂直于头枕平面向下并维持1min。

☞条款解读

2004版标准中，通过金属圆盘对头枕中心施加的压力是330N，新版标准改为施加一个承载病人重量的7.4%（见表3－3）乘以安全系数为3的压力，若承载能力设计为135kg，那么施加的力为294N。相对于2004版标准，新标准降低了要求。

📖 条款

7.2.3 扶手

用一个直径为100mm，边缘圆角半径为15mm的金属圆盘。

通过该金属圆盘对扶手最不利的位置施加670N垂直向下的压力并维持1min，接着施加440N水平方向向内和向外的力。

☞条款解读

扶手最不利的位置一般选择扭矩最大的位置。

2004版标准中，通过金属圆盘对扶手最不利的位置施加335N垂直向下的压力并维持1min，接着施加220N水平方向向内和向外的力。新版标准考虑了安全系数，提高了试验力的要求，垂直向下及水平方向向内和向外的力均增加了1倍，分别为670N和440N。这样修改，提高了对扶手的要求，也使产品更安全。

📖 条款

7.2.4 承载能力

7.2.4.2 静负荷

应根据 GB 9706.1—2007 中 21.3 规定的方法进行，其中，正常载荷按制造商规定。

☞条款解读

进行试验的病人椅若正常载荷为 135kg，安全系数取 4，那么试验载荷则为 135kg × 4 = 540kg，试验力为 5.4kN。试验时间为 1min。

如果病人椅有脚踏板部件，则脚踏板要单独进行试验。试验力为最大正常载荷的 2 倍。若正常载荷为 135kg，则试验载荷为 135kg × 2 = 270kg，试验力为 2.7kN。试验力均匀分布在 $0.1m^2$ 表面上，试验时间 1min。

另外，医师椅的承载能力要求可参考 ISO 7493，试验力为1 350N，试验时间 1h。

据 YY 91057—1999《医用脚踏开头通用技术条件》，脚踏开关外壳承受的试验力为 1 350N，试验时间 1min。

📖 条款

7.2.5 爆裂压力

任何压力系统都应承受静水压试验。

在试验压力和额定压力之间的比例关系应如下图 3－8 所示。

把液压系统和一个合适的液压泵连接，逐步增加压力到最终试验压力的 40%，并保持 60s，然后增加压力到最终试验压力并保压 3min。如果样机有爆破或泄漏，则测试结果为不合格。

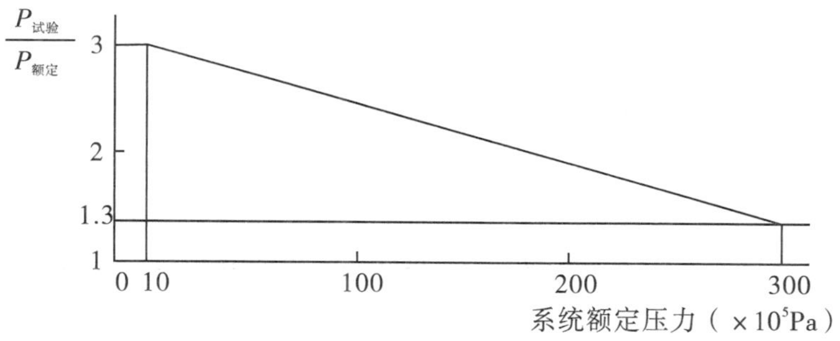

图 3－8　试验压力与额定压力之比

☞条款解读

目前牙科病人椅大多没有压力系统，只有少部分靠油压实现升降仰合。

如果牙科病人椅有液压和气压系统，那么分别进行试验。进行试验前要使压力释放装置和稳压装置不工作，否则压力无法上升或上升到一定值压力释放装置工作，使压力无法达到目标值。

若牙科病人椅使用的额定压力低于 10×10^5Pa（1MPa），按图 3－8 所示试验压力与额定压力的关系，系数应选择 3。

例如，额定压力为 400kPa，那么试验压力就为 400kPa × 3 = 1 200 kPa。

实验时，逐步增加压力到最终试验压力的 40%，保持 60s，然后增加压力到最终试验压力并保压 3min。

实验用的合适的液压泵可以是提手加压装置。

条款

5.2.6 急救措施下的额外负载

牙科病人椅应能承受40kg的额外负载，时间间隔为1s，持续时间1min。

在试验过程中牙科病人椅不应离开地面，测试后不应有损伤。

测试应根据7.2.6中的规定进行。

7.2.6 急救措施下的额外负载

按照表3－3的规定给牙科病人椅施力，将靠背调到水平位置（0°±5°）（如果按制造商规定可以这样做的话）。

使用一块直径为100mm，边缘圆角半径为15mm的金属圆盘对从头枕到靠背中心400mm处施加垂直于靠背方向的400N的额外负载，1min内进行60次。

条款解读

牙科病人椅应能承受40kg的额外负载，这40kg额外负载模拟的是抢救人员对在牙科病人椅上的患者实施心肺复苏术做心脏按压时对牙科病人椅所产生的负载。标准明确要求，在存在这种额外负载的情况下，牙科病人椅不应离开地面，测试后不应有损伤。

试验时，牙科椅首先按表3－3的承载量分布要求给病人椅加上正常负载。然后把椅背调到水平位置（0°±5°）（如果按制造商规定可以这样做的话）。如果椅背不能调整到水平位置（0°±5°），那么椅背应调整运动行程范围内尽量靠近水平的位置。

第4章　超声波洁牙设备（机）

一、产品介绍

（一）组成与工作原理

1. 组成

超声波洁牙设备（机）主要由功能控制电路、液路、手柄、超声换能器、作用头、电源/电源适配器（如有）、脚踏开关（如有）等组成。

用于超声洁牙功能的作用头称为工作尖。由于应用部位及实现功能不同，作用头包含工作尖、根管锉、车针等形式。

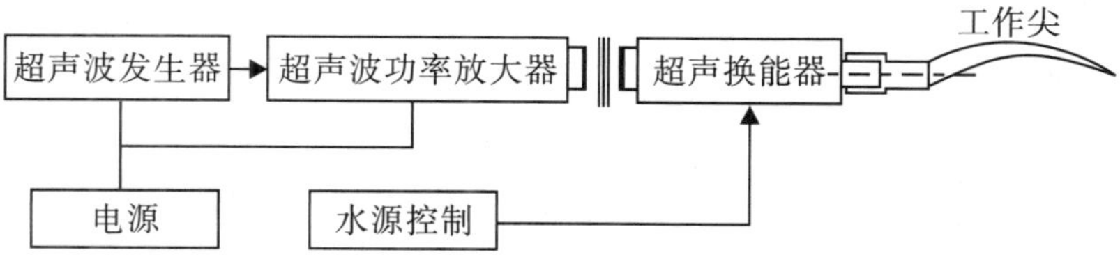

图4-1　超声波洁牙设备（机）的典型结构示意框图

有些超声波洁牙设备（机）还附带其他辅助功能，如根管治疗、窝洞制备等。但主机结构基本一致，仅通过不同的作用头（包括根管锉、车针等）来实现其辅助功能。

2. 工作原理

由超声发生电路产生高频振荡信号经功率放大器放大并作用于超声换能器上，利用逆压电效应（或磁致伸缩效应）产生超声振动，工作尖受到激励产生共振，利用超声波固有的特点，产生空穴效应（从工作尖流出的水在超声波能的作用下迅速膨胀，然后又突然闭合。在气泡闭合的瞬间产生冲击波，使气泡周围产生1 000Pa左右的压力及局部升温）。这种超声波“空穴效应”所产生的巨大压力能将牙齿表面的菌斑、结石等不溶性污物分化于溶液中或清除牙周表面的细菌等。

图4-2是超声波洁牙设备（机）的电原理框图，由集成电路和微处理器MPU组成“数字电子振荡器”，产生频率为28~32kHz的电脉冲波（准连续波），当此电磁波电压经推挽放大施加到换能器两电极间时，换能器晶体厚度，依电场强度和相应频率发生变化产生振动，当电场的变化频率与换能器晶体固有频率一致时，换能器振幅最大。换能器前端的变幅杆做微幅机械伸缩振动，激励工作尖产生相同频率的超声振动。此刻，从手柄中喷出的水，受超声波振动，水分子破裂，出现无数气体小空穴，空穴闭合时产生巨大的瞬时压力，迅速击碎牙石，松散牙垢。

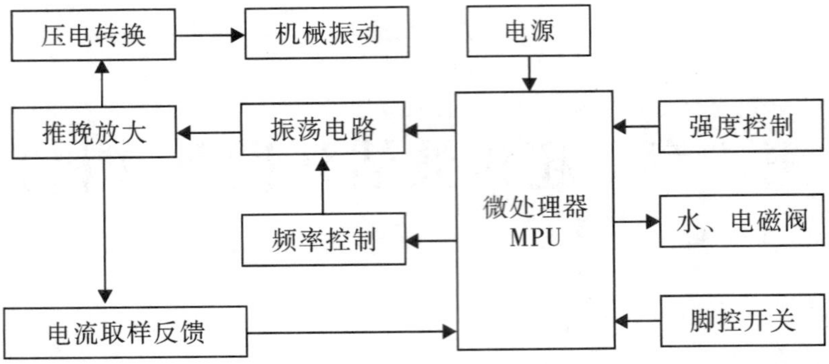

图4－2　超声波洁牙设备（机）的电原理框图

为了确保换能器保持共振，电路设计中增加了谐振点的自动搜索功能：利用计算机（CPU）将送至换能器的压电陶瓷片的激励电压实现“采样、记忆、对比、调整”。

3. 电磁抗干扰设计

洁牙设备（机）自身有电磁阀、脚控开关、高频变压器等器件会产生较强的干扰。另外，本机还配套用于牙科治疗台，该治疗台有几台功率较强的电机在工作，会对洁牙设备（机）造成严重的电磁干扰。当干扰信号来临时，洁牙设备（机）可能出现死机、程序乱飞、破坏系统参数等不正常现象，故而在硬件和软件上都相应采取一些抗干扰措施。

（1）硬件抗干扰。

在超声波洁牙设备（机）的电源输入端接入电源滤波器，滤除电网中的高次谐波和脉冲干扰。单片机选型时选择带硬件看门狗的型号，或者外加看门狗电路，可以有效地监视程序是否陷入死循环故障。在每个芯片的电源输入端与共地端并接一个0.1μF去耦电容，对脚控开关送来的信号进行光隔离。以上措施都是行之有效的。

（2）软件抗干扰。

第一，软件冗余。对任意的输出信号和设置均不断重复刷新，且周期设定在5ms。对A/D转换采用转换8次求平均法，以得到尽量准确的信号。第二，软件陷阱。软件陷阱技术是通过跳转指令强行将捕获到的乱飞程序引入复位地址0000H，将程序纳入正轨。在各控制模块之间和未使用的程序空间设置软件陷阱可以有效地抑制程序乱飞，使程序运行更加可靠。

4. 超声波洁牙设备（机）换能器

（1）超声波洁牙设备（机）换能器的类型。

超声波洁牙设备（机）的主要部件是超声波换能器，因材料和工作原理的不同，有磁伸缩换能器和压电伸缩换能器两种（如图4－3、图4－4），因此超声波洁牙设备（机）的工作手柄因其换能器的形式不同也分为两种类型。磁伸缩换能器型的超声波洁牙设备（机）工作手柄的基本结构如图4－3。

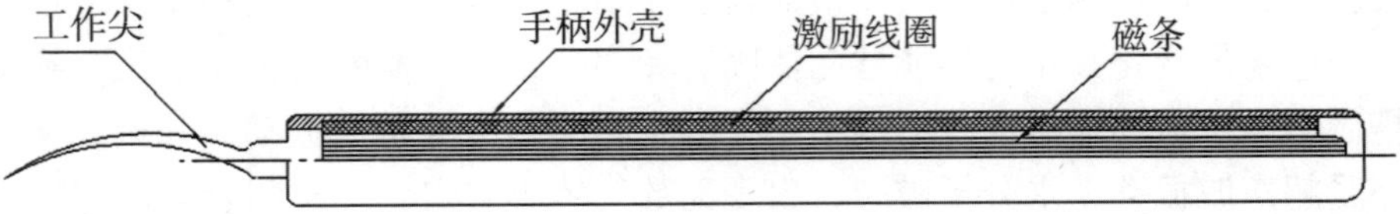

图4－3　磁伸缩换能器型的超声波洁牙设备（机）工作手柄的基本结构

由于磁伸缩换能器型的超声波洁牙设备（机）工作尖振动磁条为一体，很容易因工作尖磨损连带整个磁条报废。这种结构逐步被淘汰。所以本文对这类换能器组成的手柄不加以讨论，只讨论压电陶瓷伸缩式换能器组成的手柄。

压电陶瓷伸缩式换能器的结构见图 4－4：由 4 片钛酸钡压电晶体并联组成“晶振体”，其两面绕着银电极片，圆板中间为一通孔，用中空的螺栓穿过，夹紧。螺栓一端接近水管，一端固定工作尖。换能器固定在手柄内不能取出。

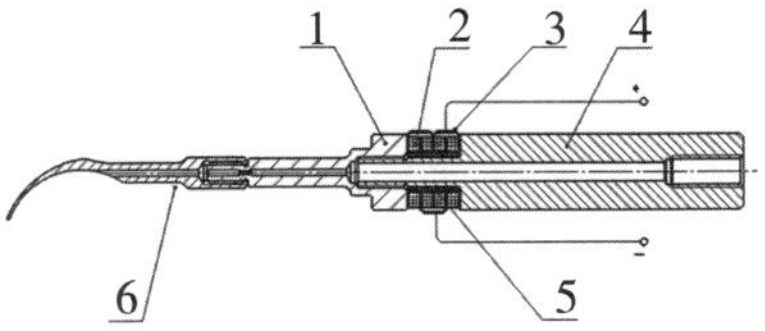

说明：

1. 变幅杆　　3. 电极　　5. 绝缘层
2. 压电陶瓷片（组）　　4. 配重块　　6. 工作尖

图 4－4　压电陶瓷伸缩式换能器结构

超声波洁牙设备（机）的工作尖用不锈钢或钛合金制造，为适应不同牙齿及部位的治疗，有不同的形状，依需要更换。

（2）换能器的组成。

换能器由变幅杆、压电陶瓷组（四片，偶数结构）、配重块组成。

变幅杆是换能器的关键部件，其形状尺寸对换能器性能影响很大，故应严格设计计算。变幅杆通常采用的类型有：锥形、指数形、阶梯形及部分组合型等几种。图 4－5 是带有最佳过渡圆角的阶梯形变幅杆的结构图。图 4－6 是螺栓结构的配重块结构图。

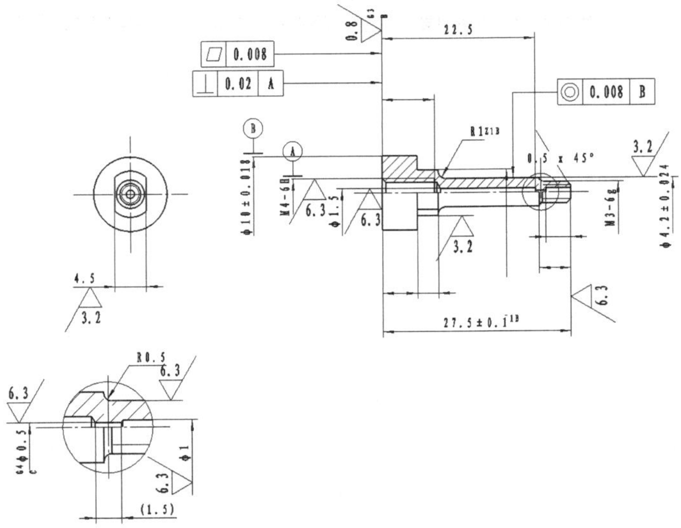

图 4－5　带有最佳过渡圆角的阶梯形变幅杆结构图

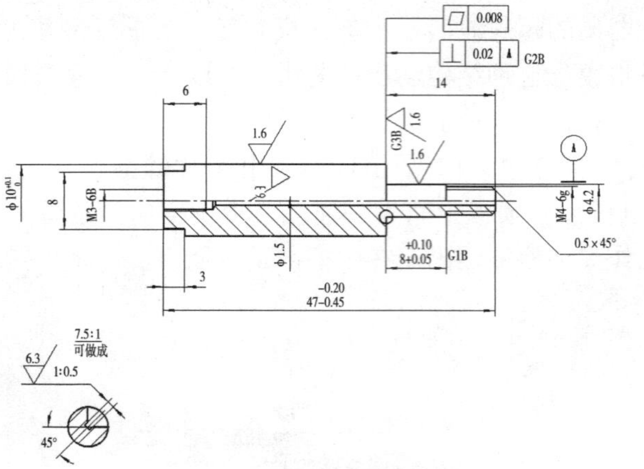

图 4-6　螺栓结构的配重块结构图

（2）换能器部件的选材与组装。

变幅杆和配重块（见图 4-4）是螺纹连接，其作用有两个：一是夹紧压电陶瓷；二是传递声波。在选材上，应考虑其在声学性能上和压电陶瓷尽可能地接近。具体要求是：密度和压电陶瓷接近，弹性好，机械品质因数高，导热性好，这样才能使换能器电声效率高，而且不易损坏。常用的材料有工具钢、铝青铜、硅青铜、钛合金、铝镁合金和硬铝等。综合考虑，要保证换能器有较高的电声效率，故以钛合金为宜。我们用几种铜材做试验，观察换能器雾化水的情况，并测定其振幅、电声效率及 30min 后换能器发热的情况，其数据如表 4-1。由此，我们认为，选用钛合金是合适的。

变幅杆及配重块的端面必须非常光洁平整，平行度高和同心度好，否则在组装时，由于它们和压电陶瓷之间不能紧密地连成一体，会引起能量的损耗，使换能器性能不稳定和效率降低，以致发热和被击穿。此外，还可能在组装预加应力时，由于应力局部集中，而导致陶瓷元件的破碎。

表 4-1　变幅杆与配重块材料对洁牙设备（机）特性的影响

材料	电声效率	振幅（mm）	雾化半径（mm）	30min 后温度（℃）
黄铜	0.66	0.001 ~ 0.003	30	42
铝青铜	0.78	0.003 ~ 0.006	90	28
硅青铜	0.88	0.003 ~ 0.009	190	20
钛合金	0.94	0.003 ~ 0.025	250	18

在变幅杆、压电陶瓷、电极、配重块组装时，必须施加一个预应力 J_0，其大小为 25Pa，这个力通常很难测定。我们施加预应力时，测定其输出电压的数值，其值 V_{min} 为 2.5kV。

电极采用铜带 T_3M0.05 × 150 × 2 000（GB 2059—2008）冲压而成，经整形去除飞边

毛刺，装配时与导线焊接。焊接时应用 $NH_4Cl : ZnCl_2 : H_2O = 250 : 25 : 1\ 000$ 的酸性助焊剂以保证焊接质量。

5. 超声波洁牙设备（机）工作尖

超声波洁牙设备（机）的头部工作尖是最后完成洁牙的重要环节，特别是在洁牙设备（机）手机（换能器）恒定的条件下，只要通过改变工作头的形状或长度，便能完成不同的功能和发出大小不同的功率。

超声波发生器产生的电能在通过压电晶片时，产生逆压电效应，并由电磁振荡变成机械震荡，从而使紧固在换能器另一端的工作尖产生约为 1/1 000 时的超声震动，功率越高，振幅越大。工作尖与超声波发生器处在最佳匹配状态时，超声波发生器能发出标准的正弦波。此时只要将工作尖轻触牙石，便可使大块牙石破裂，从牙面脱落。工作尖震动过程中也会产生热能，这是震动受阻所致。

（二）风险评估

超声波洁牙设备（机）临床应用的风险评估应该满足产品的整个生命周期，即临床前（获注册前）、临床中（获准入后）及临床后（产品退出市场）。并且，在产品的整个生命周期内，这种风险评估是一个“动态”的头尾相接的“闭环”。

超声波洁牙设备（机）临床前在安全性方面应考虑的风险主要是电气安全、电磁兼容性（EMC）和生物安全。

1. 电气安全

企业应依据 GB 9706. 1—2007 的相关要求对超声波洁牙设备（机）作出电气“绝缘图”，对仪器进行安全评估。

2. 电磁兼容性（EMC）

超声波洁牙设备（机）的电磁兼容性主要存在于产品的初设计阶段。

在超声波洁牙设备（机）的初期开发阶段把握好，遵循以下设计原则，就能有效地压制超声波洁牙设备（机）的“电磁干扰”和被干扰。产品电磁兼容性设计所依照标准的原则和顺序为：专用产品类标准→产品类标准→通用标准。即一个产品如果有专用产品类标准，则它的 EMC 性能应该满足专用产品类标准的要求；如果没有，则应该采用产品类标准进行 EMC 试验；如果没有产品类标准，则用通用标准进行 EMC 试验，以此类推。超声波洁牙设备（机）的电磁兼容性设计的基本方法是：指标分配和功能分块设计。也就是说，首先要根据有关标准和规范，把整个产品的电磁兼容性指标要求逐级分配到各个功能块上，细分成产品级的、模块级的、电路级的和元器件级的指标；然后，按照各级要实现的功能和电磁兼容性指标要求分别进行设计，采取一定的防护措施等。

做好超声波洁牙设备（机）电磁兼容性设计需要注意以下几个问题：

（1）必须在产品研制开发的初始阶段，同时进行电磁兼容性设计。经验证明，对于一种产品，如果在开发时解决电磁兼容性问题所需的费用定为 1，那么，到定型时再解决，可能需要 10 倍的费用，到批量生产时需 100 倍，而如果到用户使用后发现问题时再解决，费用可能高达 1 000 倍。这就是说，如果在产品研制开发的初始阶段，同时进行电磁兼容性设计，就可以把 80% ~90% 的电磁兼容性问题解决在设计定型之前。如果等到生产或使用阶段再去解决，非但在技术上造成很大难度，还会造成人力、财力的极大浪费。由此可见，对于任何一种产品，尽早解决电磁兼容性问题是非常必要的。

（2）芯片等有源器件的选用和印制电路板设计是关键。首先，必须注意芯片等有源器件固有的敏感特性和电磁干扰发射特性。芯片等有源器件可以分为两类：调谐器件和基本频带器件。调谐器件起带通元件作用，其频率特性包括：中心频率、带宽、选择性和带外乱真响应。基本频带器件起低通元件作用，其频率特性包括：截止频率、通带特性、抑制斜率和乱真响应；除频率特性外，还有输入阻抗特性、输入端的平衡特性和敏感度特性。模拟器件的敏感度特性取决于灵敏度和带宽；数字器件的敏感度特性取决于直流噪声容限或噪声抗扰度。芯片等有源器件有两种电磁干扰发射源：传导干扰源和辐射干扰源。数字器件是一种最常见的宽带干扰源，其翻转时间或上升/下降时间越短，所占频谱越宽。瞬态电流是传导干扰和辐射干扰的初始源，减小瞬态电流必须减小印制电路板接地阻抗和使用去耦电容。为了控制印制电路板的差模辐射，需将信号线和回线紧靠在一起，减小信号路径形成的环面积；为了控制共模辐射，可以使用接地栅网或接地平面，也可使用共模扼流圈。当然，降低频率和信号电平，增加信号的上升/下降时间、合理选择接地点，都是降低辐射的重要措施。其次，在设计印制电路板时，应优选多层板，将数字电路和模拟电路安排在不同层内；电源层应靠近接地层，并在接地层下方；干扰源应单独安排一层，并远离敏感电路层。应注意，单面板虽然制造简单、装配方便，但只适用于一般电路要求，不适用于高组装密度或复杂电路的场合；而双面板适用于只要求中等组装密度的场合。印制电路板设计的基本原则是：20“H”原则，H 是两层面的距离，即元、器件平面应比接地层平面小 20 倍 H，才能减小辐射；2“W”原则，W 是导线宽度，即导线间距不小于两倍导线宽度；导线应短、宽、均匀、直，如果转弯，应使用圆角；导线宽度不要突变，导线不要突然拐角。为了进一步控制辐射，印制电路板布线时，应遵循以下原则：信号线、电源线应尽可能靠近地线或回线，以减小差模辐射的环面积；各信号线中间用地线隔开，有助于减小干扰；数字器件按逻辑速度分组，相对集中，减小耦合，高频、高速器件要靠近印制板连接器；高电平电路应与敏感电路隔离等。

（3）地线设计是最重要的设计，也是难度最大的一项设计。所谓“地”一般定义为电路或系统的零电位参考点，它可以是产品的金属外壳或接地平面。理想的接地平面应是零电阻的实体，电流在接地平面中流过时应没有压降，即各接地点之间没有电位差。在实际产品内，这种理想的接地平面或地线是不存在的。任何地线既有电阻又有电抗，当有电流通过时，地线上必然产生压降。接地类型有悬浮地、单点接地、多点接地以及混合接地。悬浮地容易产生静电积累与静电放电，很少采用。由于地线不是理想的零阻抗，对于单元电路来说，最好是一点接地。多级电路接地点应选在低电平电路的输入端，可减小地电位对电路的干扰。为防止多级小信号放大器和高增益放大器自激，通常应对它们进行屏蔽。放大器屏蔽罩应一点接地，其接地点应选在输出端地线上。大型复杂的超声波洁牙设备（机）中往往包含多种电子线路和各种电机、电器等元部件，这时，地线应分组敷设。一般分为信号地线、噪声地线、金属件地线和机壳地线等，即“四套法”，这是解决地线干扰行之有效的方法。因此，大型复杂产品地线系统的设计可以按以下步骤进行：①分析产品内各类电气部件的干扰特性；②分析产品内各电路单元的工作电平、信号种类和抗干扰能力；③将地线分类、划组；④画出总体布局图；⑤画出地线系统图。由于两个不同的接地点之间存在地电压，电路多点接地并且电路间有信号联系时，将构成地环路。地电压将叠加在有用信号上一起加到负载端，所产生的干扰为差模干扰。同时，外界电磁场也会在地环路中产生感应电动势，引起地电压，而产生差模干扰。如果两电路间的信号传输用两根导线，则地电压将加到两根导线上，由于这两根导线对地的阻抗不对称，地电压在两导线上产生的共模电流大小不等，最后在负载两端产生差模电压，这就是共模干扰。超声波洁牙设备（机）中，因地环路引起的差模干扰和共模干扰，即地环路干扰，是必须认真对待的严重问题。由于超声波洁牙设备（机）总是采用具有一定面积的金属板，例如机壳，作为接地平面，而这类接地平面两点之间存在一定阻抗，当有接地电流通过时，就会产生地电压，引起地环路干扰。接地电流产生的原因主要有：两点接地或多点接地时，形成接地回路，由导电耦合引起接地电流；由于电路元件与接地平面之间存在分布电容，由电容耦合引起接地电流；当电路中的线圈靠近接地平面时，因电磁感应产生接地电流；当有辐射干扰照射到接地平面时，也会产生感应电动势而引起接地电流。因此，接地平面上总是有地电压存在，如果叠加在有用信号上，就会造成干扰。为此，首先可将信号地线与机壳地线绝缘，使地环路阻抗大大增加，将地电压的大部分都降在该绝缘电阻上，加在导线上的那部分就大大减小了。其次，可以用平衡电路来代替不平衡电路，使信号线和回流线对地阻抗是平衡的，地电压驱动的共模电流在两条线中是相等的，因而在负载端没有差模干扰。此外，还可以用切断地环路的方法，抑制地环路干扰。如在两个电路之间插入隔离变压器、共模扼流圈或光电耦合器等，均可取得良好的效果。为了抑制共模干扰，还应在靠近连接器处，把印制电路板的接地层分割出一块，作为专用的“干净”地。每条输入/输出线，包括信号线和回流线，都应分别并联去耦电容，并接至“干净”地，使印制板上的共模电流在输出前就被去耦电容所旁路。

屏蔽技术用来抑制电磁干扰沿着空间传播。电磁干扰沿空间的传播是以电磁场和电磁波的方式进行的，通常可用金属材料或磁性材料把所需屏蔽的区域包围起来，使屏蔽体内外的“场”相互隔离，就可切断电磁干扰的传播，实现屏蔽。对于屏蔽作用的评价可以用屏蔽效能来表示。屏蔽效能即未加屏蔽前，待测点的电场强度或磁场强度与加上屏蔽后，待测点的电场强度或磁场强度之比值。电场屏蔽是抑制电场干扰源和敏感设备之间由于存在电场耦合而产生的干扰。电场屏蔽的必要条件是金属屏蔽体和接地。磁场屏蔽是抑制磁场干扰源和敏感设备之间由于存在磁场耦合而产生的干扰。不同频率下，磁场屏蔽应采取不同的措施。在磁场频率比较低时，可用铁、硅钢片等铁磁性材料，进行屏蔽。铁磁性材料的磁导率越大，屏蔽效能越高，屏蔽层的厚度增加也会加大屏蔽效能。但增加单层屏蔽的厚度并不经济，最好采用多层屏蔽的方法。低频磁场屏蔽的方法，在高频时由于铁磁性材料，磁导率下降和磁损增加而不适用。高频磁场屏蔽可采用金属良导体，例如铜、铝等。当高频磁场穿过金属板时将产生很大的涡流，涡流产生的反磁场会抵消原来的磁场。因此，屏蔽体的屏蔽效能与屏蔽体上产生的涡流大小有关。此外，高频电流具有集肤效应，涡流只在金属表面流过，所以金属薄层就能起到良好的高频磁场屏蔽作用。如果屏蔽体接地良好，还可以同时屏蔽高频电场。电磁场屏蔽用于抑制电磁干扰源离敏感设备较远时通过电磁波耦合所产生的干扰。由于必须同时屏蔽电场和磁场，应采用良导体材料。电磁波入射到良导体表面时，会产生反射和吸收，使电磁能量大大衰减，从而起到屏蔽作用。在高频时以吸收损耗为主，在低频时以反射损耗为主，屏蔽效能随频率越高也越高。但由于良导体对低频磁场的反射和吸收都很小，因此，只适用于高频电磁场和低频电场的屏蔽。机箱的屏蔽材料一般采用铜板、铁板、铝板、镀锌铁板等，厚度为0.2～0.8mm。如果采用工程塑料做机箱，则需在塑料中掺入高电导率的金属粉而成为导电塑料，或在其表面喷涂一层导电薄膜。实际机箱总有各种大小的孔、洞和缝隙，都可能造成电磁波的严重泄漏。改善孔缝屏蔽的方法，可以采用导电衬垫、金属丝网、截止波导管、截止波导通风板、导电玻璃视窗等。屏蔽电缆是在绝缘导线外面再包一层金属薄膜，即屏蔽层。屏蔽层通常是铜丝或铝丝编织网，或无缝铅铂，其厚度远大于集肤深度。屏蔽层的屏蔽效能主要不是因反射和吸收所得到的，而是由屏蔽层接地所产生的。也就是说，屏蔽电缆的屏蔽层只有在接地以后才能起到屏蔽作用。例如，干扰源电路的导线对敏感电路的单芯屏蔽线产生的干扰是通过源导线与屏蔽线的屏蔽层间的耦合电容和屏蔽线的屏蔽层与芯线之间的耦合电容实现的。如果把屏蔽层接地，则干扰也被短路至地，不能再耦合到芯线上，屏蔽层起到了电场屏蔽的作用。但屏蔽电缆的磁场屏蔽则要求屏蔽层两端接地。例如，当干扰电流流过屏蔽线的芯线时，虽然屏蔽层与芯线间存在互感，但如果屏蔽层不接地或只有一端接地，屏蔽层上将无电流通过，电流经接地平面返回源端，所以屏蔽层不起作用，不会减少芯线的磁场辐射。如果屏蔽层两端接地，当频率较高时，可以证明，芯线电流的回流几乎全部经由屏蔽层流回源端，屏蔽层外由芯线电流和屏蔽层回流产生的磁场大小相等、方向相反，因而互相抵消，达到了屏蔽的目的。但如果频率较低，则回流的大部分将流经接地平面返回，屏蔽层仍不能起到防磁作用。而且，当频率高，但屏蔽层接地点之间存在地电压时，将在芯线和屏蔽层中产生共模电流，而在负载端引起差模干扰。在这种情况下，需要采用双重屏蔽电缆或三轴式同轴电缆方可解决问题。综上所述，对于低频电路，应单端接地，例如，信号源通过屏蔽电缆与一公共端接地的放大器相连，则屏蔽电缆的屏蔽层应直接接在放大器的公共端；而当信号源的公共端接地，放大器不接地，则屏蔽电缆屏蔽层应直接接在信号源的公共端。对于高频电路，屏蔽电缆的屏蔽层应双端接地，如果电缆长于1/20波长，则应每隔1/10波长距离接一次地。实现屏蔽层接地时，应使屏蔽电缆的屏蔽层和屏蔽电缆连接器的金属外壳呈360度良好焊接或紧密压在一起，电缆的芯线和连接器的插针焊接在一起，同时将连接器的金属外壳与屏蔽机壳紧密相连，使屏蔽电缆成为屏蔽机箱的延伸。

3. 生物安全

超声波洁牙设备（机）生物学风险的评价主要有两个方面：

（1）生物污染。主要产生于手柄的重复使用，为了防止这种污染，一般对手柄进行“灭菌”，并严格做到“一人一换”。为此，要求手柄的材料能承受135℃历时3min的湿热灭菌。

（2）生物相容。主要是对工作尖的要求。应依据GB /T 16886.1的生物风险评价“路线图”至少做以下几个方面的评价：细胞毒性、致敏和口腔刺激。

二、超声波洁牙设备（机）现行标准介绍

（一）超声波洁牙设备（机）标准的历程

1. 国际标准的情况

能够找到的最早的有关“超声波”洁牙设备（机）/设备的标准是 IEC 61205：1993 Ultrasonics dental descaler systems；measurement and declaration of the output characteristics（超声学　牙科洁牙系统 输出特性的测量和公布）。此后，国际标准化组织 TC106 在 2003 年出版了 ISO 22374：2003 Dentistry—Dental handpieces—Electrical-powered scalers and scaler tips［牙科学—牙科手机—电动洁牙设备（机）和工作尖］，该标准在 2005 年又被修订为 ISO 22374：2005 Dentistry—Dental handpieces—Electrical-powered scalers and scaler tips［牙科学—牙科手机—电动洁牙设备（机）和工作尖］。2016 年，ISO 发布了将 ISO 22374：2005 与 ISO 15606：1999 Dental Handpieces—Air-powered scalers and scaler tips（牙科手机—气动洁牙机和洁牙机工作尖）合并修订的标准 ISO 18397：2016 Dentistry—Powered scaler（牙科学—有源洁牙机）。

2. 国内标准的情况

2003 年出版了 YY 0460—2003《超声波洁牙设备》［以下简称 03 版洁牙设备（机）专标］，该标准包含了 IEC 61205：1993 的内容。2009 年出版了 YY 0460—2009 版的《超声波洁牙设备》［以下简称 09 版洁牙设备（机）专标］，同时对 IEC 61205：1993 标准进行了“等同”转换，形成了 YY/T 0751—2009《超声　洁牙设备　输出特性的测量与公布》［以下简称 09 版洁牙设备（机）特测标准］。到目前为止，在我国指导和协调超声波洁牙设备（机）的标准就是这两个。

从标准的强制程度看，YY 0460—2009 是强制性标准，YY/T 0751—2009 为推荐性标准。

（二）09 版洁牙设备（机）专标的解读

1. 09 版洁牙设备（机）专标的“前言”

09 版洁牙设备（机）专标的“前言”说道：“本标准的 4.5，4.9 和 4.10 为推荐性要求，其余为强制性要求。”

可以这样理解：“4.5 冲洗水压或流量的调节”“4.9 外观和结构要求”和“4.10 功能要求”为企业编制产品技术要求时可以“自行决定”。但：

（1）企业在编制产品技术要求时一般可以“整章”不加以描述。

（2）“章”的标题保留，内容按企业对产品的实际情况进行“描述”。此时，应注意“要素描述”和“实际产品”保持一致。

（3）断“章”取义，把原来“标准”的推荐性条款“拆”成若干“章”节分别加以描述。

（4）注意，当根据标准编制成产品技术要求时，产品技术要求的条款都是“强制性”的，产品都应该满足。

2. 本标准与 03 版洁牙设备（机）专标相比的主要变化

（1）删除了原标准［指 03 版洁牙设备（机）专标，下同］第 4 章“符号”。

我们看一下原标准有哪些符号被“删除”了：s——尖端主振动偏移；W_0——关机时，载玻片上刻痕标记的宽度；W_p——开机时，载玻片上刻痕标记的宽度。

这几个符号是来自原标准 6.5.2 载玻片法的公式 $s=(W_p-W_0)$。删除的理由：测试方法直接引用 YY/T 0751—2009。但企业在编制产品技术要求时，建议不要像标准那样描述，而是将相应条款的测试方法直接从 YY/T 0751 的两种方法中选择其中一种写上。（注意：YY/T 0751—2009 为全文推荐性标准）

当然，正因为 YY/T 0751 为推荐性标准，这样企业在选择本标准各性能指标进行测试时完全有选择别的测试方法的可能。

如果使用了 YY/T 0751 标准中的“载玻片法”测试“尖端主振动偏移”，那么，这个公式连带这些符号（当然可以不用公式，改用文字描述）是应该在产品技术要求中加以说明的。

（2）在第 4 章“要求”中，增加了制造商公布的尖端主振动偏移、尖端振动频率和半偏移力 3 项指标与实测数据偏差的规定，增加了对仪器功能的要求。

这是 09 版洁牙设备（机）专标最重要的说明。

看本标准的第 3 章：术语和定义。对“尖端主振动偏移、尖端振动频率和半偏移力”这 3 个“术语”都给出了“定义”，帮助我们认识和统一了这 3 个专业的重要的“物理量”要素。因此，企业在编制产品技术要求时不能简单地描述成“制造商公布的尖端主振动偏移、尖端振动频率和半偏移力”这 3 项指标的实测偏差的要求，而应该根据自身产品的特性分别给出“尖端主振动偏移、尖端振动频率和半偏移力”的值和偏差。同时，在企业标准编制说明中要详细说明这些要素的“来源”——理论计算或/和实际测试所得。否则，是不被认可的。

（3）简化了第 7 章“检验规则”中出厂检验的内容。

看本标准的第 6.2 章，行标没有对出厂检验的项目和判定作任何规定。但作为企业在制定产品技术要求时应作出规定。

（4）删除了原标准第 8 章“标志和使用说明书”。

删除这部分内容，并不是说本标准不对这部分内容作要求。而是把这部分内容省略了，意在通过“GB 9706.1”等其他标准中的相关内容以及 YY/T 0751 标准的内容来作规定。但企业在编制产品技术要求时，应结合 GB 9706.1 和 YY/T 0751 作出规定。

（5）删除了原标准中用来描述试验方法原理的内容和资料性附录 A、附录 B、附录 D。

删除这些资料性附录，实际上在 YY/T 0751—2009 中全部“原封不动”地得到了保留。作为企业，在编制产品技术要求时，对这些附录是应该好好地看一看的。理由是：加深对洁牙设备（机）的认识（原标准附录 A 和 YY/T 0751 附录 A）和了解尖端主振动偏移的两种方法（原标准附录 B 和 YY/T 0751 附录 B）；了解原标准与 IEC 61205：1993 的差异以及 YY/T 0751—2009 与 IEC 61205：1993 的关系（原标准附录 D）。

3. 范围（适用范围）

“本标准规定了超声洁牙设备的术语和定义、要求，试验方法和检验规则。”

“本标准适用于在 18～60 kHz 频率范围内，由超声换能器产生连续或准连续波超声能量的超声洁牙设备（以下简称仪器）。”

（1）第1自然段给出了本标准的结构范围。

（2）第2自然段给出了以下几个信息所构成的本标准适用对象：

①超声频率。

企业在编制产品技术要求时，要针对自己的产品所用的超声频率及其范围，描述在产品技术要求的范围中，频率偏差不宜过宽。这反映了产品的稳定性指标。当然，频率也可以根据仪器适用场合（临床作业）的不同，分段表述，此时频率就是一个范围。要这样描述，那么最好在表述的“频率范围”加一脚注：见××文件。

②换能器。

超声换能器是超声波设备的关键部件。它的技术要素是两点：转换形式（响应）；转换效率。因此企业在编制产品技术要求时要把所使用的换能器形式在标准的组成要素中体现出来。如在“名词和术语”这个章节里注明所采用的换能器形式。

换能器是一个能量的转换部件。换能器的转换形式往往决定了响应速度和转换效率。在现有的超声波洁牙设备（机）中（有源医疗器械），换能器有两种常用的形式：磁振式和压电式（见本文的第1部分）。这样，换能器及其加工过程就自然成为企业的过程管理点。

③连续或准连续波能量。

换能器的激励电的波形可以是连续的也可以是准连续的。这由所选择的电路决定。需要在“企业标准的编制说明”中或其他技术文件中表述清楚。

注意：如果采用单片机（CPU）合成的激励频率和通过程序语言使其自动保持稳定的电路结构，必须描述基准时钟频率（基频）的精度和倍频方式及相关程序。

（3）“范围”缺损了对仪器预期用途的明确规定。但企业在编制产品技术要求时应明确。

4. 规范性引用文件（略）

5. 术语和定义

从本标准第3章内容来看，其既是术语又是定义。

（1）半偏移力：给出术语的同时给出本标准的定义——尖端主振动偏移减低50%时在洁牙设备（机）尖端施加的力为0.15N±0.02N。

（2）尖端主振动偏移：在这个术语中给出“作用头”和“尖端”两个术语（或称词）。企业在编制产品技术要求时应该增加这两个术语的说明。

（3）尖端主振动频率：标准规定的尖端主振动频率是基频。这是由产品的频率发生器决定的要素。采用不同的频率发生器结构，其基频的决定元素是不一样的。目前通过晶体做基频是最为普遍和简单的方法，通过必要的倍频和放大，使其成为能够推动换能器输出的超声能量。这一过程要注意产品成品基频的测试部位和方法，建议在制定企业标准时增加这部分内容。

6. 要求

“尖端主振动偏移（4.1）”“尖端振动频率（4.2）”“半偏移力（4.3）”这几个要素的具体数值由制造商在随机文件中公布，本标准只对其公布值与实测值的偏差做了规定，分别为："宜在 ±50% 的范围之内""宜在 ±10% 的范围之内"和"宜在 ±50% 的范围之内"，或符合制造商的规定。

（1）"尖端主振动偏移（4.1）"要素的意义：具有超声频率的电能作用于超声换能器上，利用逆压电效应（或磁致伸缩效应）产生超声振动，工作尖受到激励产生共振，此时距离"尖端"1mm 处的最大位移即为尖端主振动偏移。

根据 3.2 的定义，"尖端主振动偏移"测量点为"在作用头上距尖端不超过 1mm 距离的点处"，这是标准的一个疏忽。由于缺乏对作用头和尖端的定义，这个测量点无法实现。因此，在试验方法中宜增加能反映作用头和尖端这两个结构或构件的定义。

（2）"尖端振动频率（4.2）"要素的意义：作用于换能器的超声波频率。频率越高能量越大，"尖端振动频率"根据 3.3 的定义为基频。关于这个要素的确定和测量在仪器中建议以以下两个点测得的频率来确定：①晶振处；②倍频输出处。在倍频输出处测得的基频要注意排除虚频的干扰。

（3）"半偏移力（4.3）"是一个保护性指标，以防止太大尖端偏移引起对牙釉质的损伤。半偏移力根据 3.1 的定义可以理解成：给尖端施加 0.15N ±0.02N 的力，使得尖端主振动偏移降低 50%。这个要素值的确定和测量可以和"尖端主振动偏移（4.1）"要素同时测得，且注意：这是一个相对值。

（4）"尖端的主振动偏移的调节（4.4）"，尖端的主振动偏移应能调节，其调节范围能降低到最大值的 50% 以下。制造商可以通过调幅来达到这个目的。这里应该注意的是，用调频来改变尖端的主振动偏移是不可取的，因为会使作用头共振点偏移。

（5）"冲洗水压或流量的调节（4.5）"——推荐性要素。（略）

（6）"安全要求（4.6）""电源电压适应能力（4.7）"和"连续工作时间（4.8）"这三个要素都为安全性要素，可用一个标准来确定指标和测量。这三个要素在 GB 9706.1—2007 中有规定和测试方法。值得一提的是，安全要求包含三个方面：一是电气安全（GB 9706.1）；二是与患者接触部分的生物安全和电磁相容性，企业在编制产品技术要求时不能只考虑电气安全；三是如果有与患者接触的部分，同时还要考虑生物相容性的要求。

有源医疗器械都要考虑"电磁干扰"的风险。

企业在编制产品技术要求时要在"安全要求"这一章中加三条，分别为：电气安全、电磁兼容性要求和生物相容性要求（如果有）。

（7）"外观和结构要求（4.9）"——推荐性要素。（略）

（8）"功能要求（4.10）"——推荐性要素。（略）

（9）"环境试验要求（4.11）"。（略）

第5章　牙科光固化机

一、产品介绍

（一）牙科光固化材料

光固化复合树脂是在20世纪60年代被引入牙科领域的，它主要由树脂基体、无机填料和光引发体系组成。该材料具有色泽美观，强度高，黏结固位效果好，有良好的可塑性及固化后可打磨、抛光等优点；通过配制黏度适当的混合浆体，经过特定的光照射后固化，即可用于牙齿的缺损修复。因此在牙科修复领域受到了广泛关注。近几年来，人们在提高牙科光固化复合树脂的耐磨性能和聚合度，降低聚合收缩等方面进行了深入的研究，以期全面提高材料的性能，延长材料的临床使用寿命，扩大材料的应用范围，并能最终取代银汞合金。

光引发体系在光固化复合树脂中是不可缺少的关键组成部分，对材料的光固化速率起决定性的作用。最常用的光引发剂是樟脑醌（CQ，camphoroquinone），加入量通常为0.05%～1%（质量分数）。樟脑醌是双环二酮化合物，吸收范围为400～500nm的蓝光，在光波长470nm处有最大吸收率，对人体无害。

基于光固化树脂材料的这个机理，才有了光固化机这一产品。

（二）牙科光固化机基本结构

光固化机（仪器）的基本结构框图如图5－1所示。

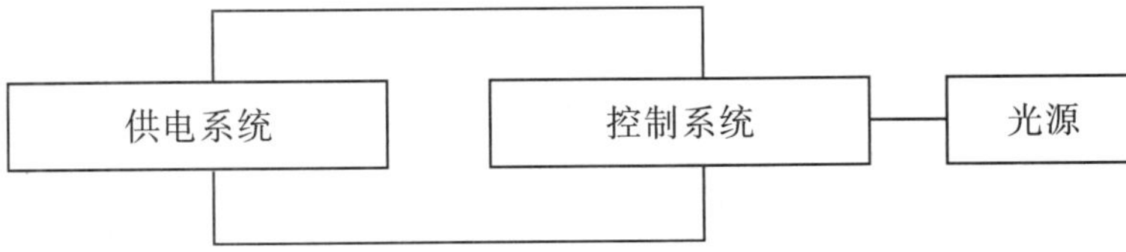

图5－1　光固化机结构

从图5－1我们不难看出所谓光固化机就是一个发出蓝光的“手电”。

如果我们这样理解和剖析光固化机就显得得心应手了：光固化机由电源＋控制电路＋蓝光光源组成。

图5－2是一个目前在临床应用的光固化机各功能部分组成的结构框图。为了满足临床在各个场合使用光固化树脂的需要，在图5－2的基本结构基础上增加了许多功能模块。

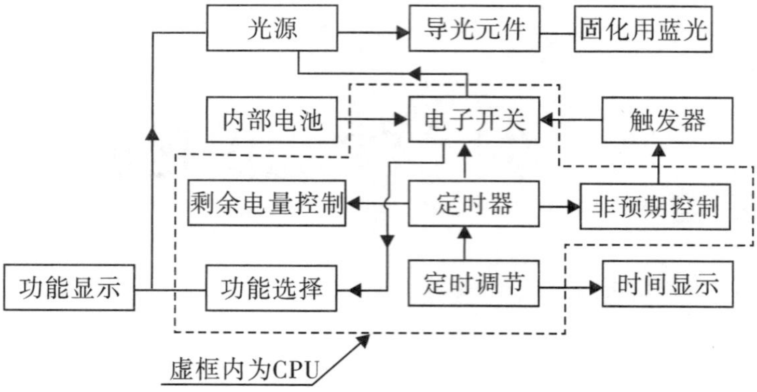

图5－2　光固化机各功能部分组成

（三）用于光固化的“蓝光”

1. 蓝光的频率范围

我们从目前常用的光固化树脂可知，使得牙科光固化树脂得以迅速固化（一般固化速率为1.5mm/s）的主要原因是树脂成分中存在光引发剂和共引发剂，而这一光引发体系的敏感光频率为400～500nm的蓝光，在光波长470nm处有最大吸收率。因此早期（20世纪70年代）所选频率为410～510nm，随着树脂的发展，当前在临床使用的光固化机的光谱频率一般在430～480nm之间。

2. 蓝光的光照强度

临床要达到固化速率1.5mm/s的蓝光强度一般应大于800mW/cm^2。

早期生产的用“卤素灯＋滤光片＋隔热玻璃”获得的蓝光要达到这个要求一般要用35W以上的卤素灯，而现在用LED为光源的只需5W就足够了。

二、光固化机标准解读

（一）标准的历程

1. 国际标准的情况

最早有关牙科光固化机的国际标准应该是ISO/TS 10650：1999 Dental equipment—Powered polymerization（牙科设备 光固化机）。随着LED光源的应用，2004年国际标准化组织修订了ISO/TS 10650，并根据所用光源的不同先出了ISO 10650－1：2004 Dentistry—Powered polymerization activators—Part 1：Quartz tungsten halogen lamps（牙科　光固化机　第1部分：石英钨卤素灯），2007年发布了ISO 10650－2：2007 Dentistry—Powered polymerization activators—Part 2：Light-emitting diode（LED）lamps［牙科　光固化机　第2部分：发光二极管（LED）灯］。2015年，ISO将这两部分标准合并修订为ISO 10650：2015 Dentistry—Powered polymerization activators（牙科　光固化机）。

2. 国内标准的情况

2002年出版了YY 0055—2002《牙科设备　光固化机》（以下简称02版标准），该标准包含了ISO 10650：1999的内容。2009年出版了YY 0055.1—2009《牙科　光固化机　第1部分：石英钨卤素灯》（以下简称09版卤素灯专标）和YY 0055.2—2009《牙科　光

固化机　第2部分：发光二极管（LED）灯》（以下简称09版LED灯专标）两份行业标准。在两份行业标准分别等同（IDT）和修改（MOD）转换了ISO 10650－1：2004和ISO 10650－2：2007，这也是现行有效版本且均为强制性标准。

（二）光固化机09版标准的解读

YY 0055.1—2009和YY 0055.2—2009构成了牙科学光固化机的系列标准，分别用于协调以石英钨卤素灯和发光二极管（LED）灯为光源的牙科光固化机。为了帮助大家阅读，我们将采用两份标准要素合并的形式加以介绍。

1.09版光固化机专标的前言

1）09版卤素灯专标的前言

（1）YY 0055的本部分内容全部为强制性。

YY 0055《牙科　光固化机》标准分为两个部分：第1部分石英钨卤素灯；第2部分发光二极管（LED）灯。第2部分正在起草中，将在以后公布。这几个小节主要是介绍标准的结构组成。

企业在编制“注册产品标准”（以下简称：企业标准）时，如果所拟标准为系列标准，也可以这样描述。但在编制说明中要说明系列标准的关系。

（2）“本部分等同采用ISO 10650－1：2004《牙科　光固化机　第1部分：石英钨卤素灯》”表明本标准与ISO标准等同关系。

（3）“本部分代替YY 0055—2002《牙科设备　光固化机》”表明本部分标准发布之日起原YY 0055—2002标准被替代。

企业在编制企业标准时应当注意语句的用词，不要写成：本部分标准发布之日起，YZB/×××××标准作废。因为非现行标准只是在法规要求的条件下不是有效版本，原标准的条款，如果单独被引用还是被认可的。

（4）本部分与YY 0055—2002的主要差异为：

①取消光谱特性截至波长的要求，采用190～385nm波长范围的辐射（值）要求进行替代。

原YY 0055标准4.2光谱特性：“紫外波长端的截止波长应不小于380nm”，其意是有效波长（蓝光）的截至点应大于380nm。在原标准执行过程中，有效波形的紫外端（即靠近380nm端）幅值应是有效峰值×1%所对应的波长值，目的就是限制紫外光的能量。本次修标时直接对波长为190～380nm的辐射提出要求。

②取消了光固化机对复合树脂的光固化深度要求，采用400～515nm波长范围内的辐射值进行替代，（并）要求制造商在其对外公布的信息载体中明示这一波长范围内的辐射值。

牙科树脂光固化的有效固化的波长为400～500nm（1.3.1），而影响光固化深度的因素是多方面的：“……不同树脂、不同光固化灯、不同投照距离、不同投照时间等4个因素对光固化复合树脂固化深度的影响。”① 因此“光固化深度”就不能成为判断光固化机

---

① 詹福良、邵丽娜、毕惠芳等：《影响光固化复合树脂固化深度的有关因素探讨》，《上海口腔医学》2007年第16卷第5期，第520－522页。

有效性的要素，而用400～515nm波长范围内的辐射值来衡量光固化机有效性的指标是客观的。同时，标准没有规定其值，基于光固化机这一指标，不同的技术就有不同的结果，根据临床各种病例的有效性判定也不同。这一要素在标准中的不确定性，是留给企业一个空间。但企业在制定企业标准时，这一指标不能空缺。

③取消了温升要求，增加了对515nm波长范围辐射（值）要求。

原YY 0055标准对“温升”这个要素是这样描述的：“4.4 温升　在符合4.3条（光固化深度——编者注）规定的情况下，光固化机光斑区域中任一点的温升不大于15℃。”这一条与GB 9706.1—2007“42.3 不向患者提供热量的设备的应用部分，其表面温度不应超过41℃”的测试环境要求上限值一致，也就是说符合GB 9706.1就够了。故作删除。

但企业在编制企业标准时，建议加上这一章的要求。尤其是以石英钨卤素灯为光源的光固化机，因为这一类光固化机虽然做了滤波，但还是有许多未被转换成有效光能的能量必然要转换成热能散出。

④取消了噪声要求。

原YY 0055标准对光固化机的噪声要素的描述和要求：“4.5　噪声声级　光固化机冷却风扇运转应平稳，无异常杂声，其噪声应不大于55db。”通过实际测量，制造商用来冷却卤素灯的风机一般为仪表用轴流风机，其噪声低于45db（噪声22.5～30db，DC 8020轴流风机，直流电压12V）。本标准编制时删除。但企业在编制企业标准时，应根据自身光固化石英钨卤素灯的冷却设计，确定是否要增加这一要求。

⑤环境试验和检验规则的内容在本部分没有规定，具体内容根据国家标准和行业标准执行。

企业在编制企业标准时，应增加这部分条款，并在标准编制说明中加以说明。

⑥取消了原标准对光固化时间准确度的要求。（注：此条是YY 0055.1“前言”中未提及的）

取消对时间准确度的控制要求是基于两个方面的考虑：①实际实施光固化作业对时间的要求是以秒为单位，一般设置时间为3s、5s、10s和20s。按原标准的10%的准确度，20s作业也只误差了2s，实际意义不大；②这一要素的实际意义是为了控制自动计时器的精度设计。目前，控制时间的计时器已经到了电子时代、CPU时代了，自动计时器的精度设计远远超过10%。企业在编制企业标准时，在“产品的结构和功能”这一章节中，如有类似时钟的设置可根据需要加以描述，但不要高于10%。

2）09版LED专标的前言

（1）前4小段的内容在前面已经讲过，这里不再重复。

（2）本部分修改采用ISO 10650－2：2007《牙科　光固化机　第2部分：发光二极管（LED）灯》。说明了本部分标准与ISO标准的“等同”关系，明确是修改采用。

（3）本部分与ISO 10650－2：2007的主要差异如下：

①将5.2.2中190～385nm波长范围的辐射要求修改为“不大于1 000W/m^2（100mW/cm^2）”。本条修改的主要原因是190～385nm波长范围的辐射对人体会产生近紫外危害，参考GB Z2—2002《工作场所有害因素职业接触限值》的要求进行修改。

②“增加参考文献GB 7247.1—2001《激光产品的安全　第1部分：设备分类、要求

和用户指南（IDT IEC 60825－1：1993）》”。增加这一说明主要是告诉标准的使用各方应关注所选的LED灯（组）的发光选择，注意是否存在激光的可能及风险。

2. 09版光固化机专标的引言

（1）YY 0055. 1的引言。

YY 0055的本部分规定了光固化机在190～385nm波长范围以及515nm以上波长范围光辐射值的要求和试验方法。对于400～515nm波长范围光辐射值，本标准没有作出要求。但应用本标准的各制造商应在其对外公布的信息载体中明示这一波长范围内的辐射值。本部分使用基于截至滤光片（波长）的波长范围。因此，190～385nm波长范围不仅包括紫外线范围，而且包括波长在380nm附近蓝光范围。400～515nm波长范围被认为是光固化机的蓝光范围。

本部分提供的试验方法不能给出类似黑体辐射能量的绝对值，而是使用本部分提供的试验方法所获得的相对值。然而，用这些方法所获得的数据应与本部分配合使用。

本部分参考了医用电气设备安全通用标准GB 9706. 1—2007，相应地，适用的地方标注GB 9706. 1—2007对应章节号。

（2）YY 0055. 2的引言。

本部分规定了LED光固化机在190～385nm波长范围以及515nm以上波长范围的辐射值的要求和试验方法。对于400～515nm波长范围的光辐射值，本部分没有给出具体的数值要求。

本部分使用基于截至滤光片（波长）的波长范围。因此，190～385nm波长范围不仅包括紫外线范围，而且包括波长在380nm附近的蓝光范围。400～515nm波长范围被认为是光固化机的蓝光范围。515～1 100nm的波长范围，是本部分涉及的探测器的探测极限。这并不表明对1 100nm以上波长范围可能出现的辐射可以不予以关注。

本部分提供的试验方法（不排除应用本标准的各方寻求更为适宜的方法的可能）不能给出绝对数值，也不能反映类似辐射的能量。所获得的数据不是真实的辐射值，而是使用本部分提供的试验方法得出的相对值。然而，用这些方法所获得的数据应与本部分配合使用。

（3）YY 0055. 1与YY 0055. 2引言的差异。

YY 0055. 1和YY 0055. 2的引言，其叙述几乎是一致的。唯一不同的一处即是：“……是本部分涉及的探测器的探测极限。这并不表明对1 100nm以上波长范围可能出现的辐射可以不予以关注。”

这也是不同于ISO 10650－2的引言的地方。标准起草小组反复强调了探测器的局限性是有可能突破的，对1 100nm以上波长范围可能出现的辐射风险的评估是需要了解的。

（4）企业在编制“企业标准”时，是否需要“引言”由企业自己决定。

3. 09版光固化机专标准的范围

（1）YY 0055. 1关于“范围”的描述。

①YY 0055的本部分规定了采用石英钨卤素灯为发光源通过特制的滤光片获得波长在400～515nm范围内的蓝光，在牙科临床用于复合树脂的光固化作业的光固化机（以下简称光固化机）的要求和试验方法。

②本部分适用于网电源供电或可充电内部电源供电的光固化机。

③本部分不适用于牙科技工室使用的，用于间接修复物、胶合剂、义齿和其他在口腔科应用的光固化机。

④本部分有规定时，本部分优先于 GB 9706. 1—2007。

（2）YY 0055. 2 关于“范围”的描述。

①YY 0055 的本部分规定了以蓝光波长的发光二极管为光源，在牙科临床用于对聚合物为基底的修复材料照射使之固化的光固化机（以下简称 LED 光固化机）的要求和试验方法。

②本部分不适用于牙科技工室使用的，用于间接修复物、牙片、义齿和其他在口腔科应用的 LED 光固化机。

③本部分有规定时，本部分优先于 GB 9706. 1—2007。

（3）对 YY 0055 标准“范围”的解读。

（1）石英钨卤素灯与 LED 灯的频谱。

石英钨卤素灯的光可视为全频谱可见光。而有关资料显示石英钨卤素灯的波长为 200 ~ 700nm。因此要让这样一个宽频的“白”光变成光固化所需的蓝光，需要在其光输出端加以滤光处理。图 5 – 3 是一般的光输出端的结构。

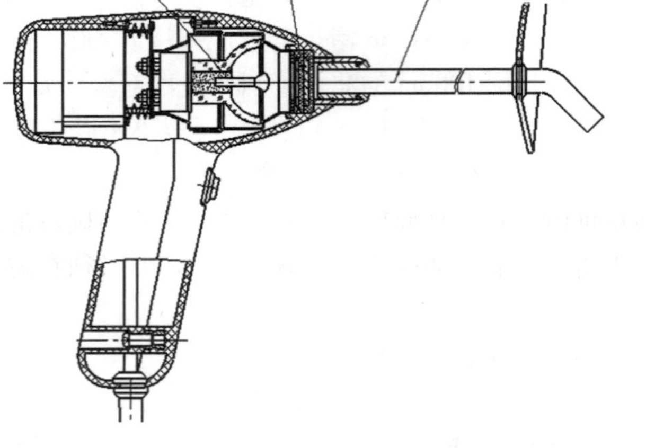

图 5 – 3　石英钨卤素灯光固化机光输出端的结构

目前，我国研制的用于光固化的蓝光滤波片的中心频率在 470nm，紫外截至波长 380nm 处的能量仅为中心频率处能量的 0. 1%，红外 515nm 处能量为中心频率处能量的 15%，基本满足光固化机对有效光谱的要求。

企业在编制企业标准说明时，应将采用的石英钨卤素灯和滤光片加以说明，必要时应提供滤光片的光谱图。

当以发光二极管（LED）为光源时，鉴于 LED 固有的单一频谱特点，组成光固化机所需要的有效光谱较为简单。图 5 – 4 就是这一结构的示意图。图 5 – 5 是一个中心频率在 450nm 处的单珠 LED 的频谱图。

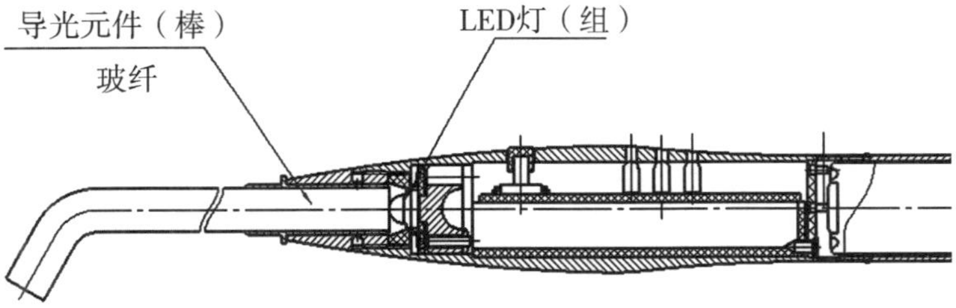

图5－4 LED光固化机光输出端的结构

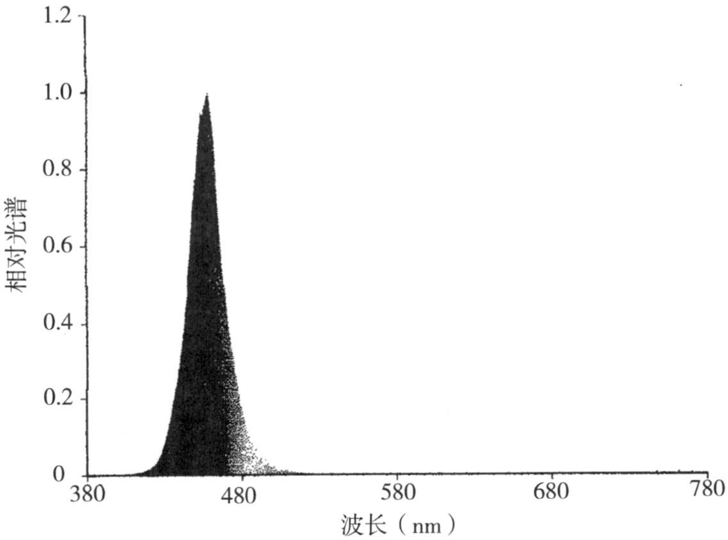

图5－5 中心频率在450nm处的单珠LED的频谱图

②说明光固化机有两种供电模式。

企业在编制企业标准时，在产品的型号与分类章节，要明确讲清楚。特别需要提醒的是：采用内部电源供电方式，此时的内部电源一定是电池，必须在适宜的章节对电池的规格、要求等描述清楚。一般可在标准的说明书和产品寿命周期等章节描述。要有对电池的充电形式的描述：充电时光固化机与网电源连接与否。

强调产品不适用的场合，是为了规避因预期用途被人为误用而引发的临床不良后果。

企业在编制企业标准时，应该将不适用的预期予以识别，在标准的范围中明确限制。

4.09版光固化机专标的术语和定义

（1）YY 0055.1 关于“术语和定义”的描述。

光固化机（powered polymerization activator）：供临床使用，通过发出蓝色波长的光，使用于填充、修复、密封的可固化材料固化的机器。

（2）YY 0055.2 关于“术语和定义”的描述。

①发光二极管：基于半导体的发光源。（GB 7247.1—2001 的注解）

②充满电的电池：第一次充电到80%～100%电量的电池。

（3）对条款的解读。

对于标准所给出的定义是可以理解的。但企业在编制企业标准时应增加“自己标准”的术语、定义。如：滤光片、截止频率等。

5. 09 版光固化机专标的分类（略）

6. 09 版光固化机专标的要求

（1）YY 0055 对有效性要素的要求。

YY 0055 对光固化机的有效性要素，无论是石英钨卤素灯还是LED都是一致的。

条款

5.2 辐射

5.2.1 400nm 到 515nm（蓝色）波长范围的辐射

本标准没有规定400nm到515nm（蓝色）波长范围的辐射要求。制造商应该根据本标准条款7.2提供的试验方法来确定并且提供这个波长范围的辐射指标。根据条款7.2提供的试验方法进行验证，测试结果不得低于制造商公布的数值。对于类型2的光固化机（LED，下同——编制注），要求在充满电的情况下进行试验。

5.2.2 190nm 到 385nm 波长范围的辐射

190nm到385nm波长范围的辐射应该不大于2 000W/m^2（200mW/cm^2）。根据条款7.2提供的试验方法进行验证，试验电压为额定电压的90%～110%。对于类型2的光固化机，要求在充满电的情况下进行试验。

5.2.3 超过515nm 波长范围的辐射

超过515nm波长范围的辐射应该不大于1 000W/m^2（100mW/cm^2）。根据条款7.2提供的试验方法进行验证，试验电压为额定电压的90%～110%。对于类型2的光固化机，要求在充满电的情况下进行试验。

☞条款解读

“5.2 辐射”为09版标准中对光固化机有效性评估的条款，主要是对紫外光和红外光的限制要求和对有效光蓝光的要求。这里主要讲一下蓝光：

标准没有给出明确的要求是因为这是一个与技术水平有关的要素。根据目前临床应用广泛的牙科复合树脂对蓝光的敏感处如前所述为470nm，对于用滤光片可以采购窄频玻片来实现。用LED就更为简单了。但用单一频率的LED实现时，企业要对所采用的LED灯进行要求，附件1《用于光固化机的发光二极管（LED）灯技术条件》是某一企业一个关于LED灯的控制文件/标准。

（2）YY 0055 对有安全性要素的要求。

条款

5.3 电气要求

以下设备和条件的要求根据GB 9706.1—2007标准的相关条款和子条款规定：

a）输入功率	GB 9706.1—2007，条款7
b）单一故障状态	GB 9706.1—2007，条款3.6和条款52
c）对电击危险的防护	GB 9706.1—2007，条款13

d）外壳和防护罩　　　　　　GB 9706.1—2007，条款16
e）泄露　　　　　　　　　　GB 9706.1—2007，条款44.4
f）保护接地　　　　　　　　GB 9706.1—2007，条款58
g）连续漏电流　　　　　　　GB 9706.1—2007，条款19
h）电介质强度　　　　　　　GB 9706.1—2007，条款20
i）供电电源的中断　　　　　GB 9706.1—2007，条款49
j）不正常的运行和故障状态　GB 9706.1—2007，条款52
k）元器件和组件　　　　　　GB 9706.1—2007，条款56
l）网电源部分、元器件　　　GB 9706.1—2007，条款57
m）电磁兼容 YY 0505—2005

☞条款解读

①企业在了解自己所生产的光固化机时，要根据光固化机的电气特点，绘制电气绝缘图，尤其是由内部电源供电的光固化机，要特别注意内部电源与设备电路、外部网电源之间的关系。

②应用部分的生物相容性评价。根据 GB 9706.1 第48章的要求：预期与生物组织、细胞或体液接触的设备部件和附件的部分（患者应用部分——编制注），应按照 GB／T16886.1 中给出的指南和原则进行评估和形成文件。

企业在企业标准的编制说明中对应用部件——导管元件与患者接触的情况要加以说明，并保留评价的结果。

③“电磁兼容性”安全。

企业应在设计开发阶段就引入电磁兼容性安全的概念，并且从以下几个方面考虑设备的抗干扰和干扰输出的问题：设备具有的电子变压器、电源变压器等器件会产生较强的干扰。另外，本机还配套用于牙科治疗台，该治疗台有好几台功率较强的电机在工作，会对光固化机造成严重的电磁干扰。当干扰信号来临时，治疗台可能出现死机、程序乱飞、破坏系统参数等不正常现象，故而在硬件和软件上都应采取一些抗干扰措施。

硬件抗干扰：在光固化机的电源输入端接入电源滤波器，滤除电网中的高次谐波和脉冲干扰。单片机选型时选择带硬件看门狗的型号，或者外加看门狗电路，可以有效地监视程序是否陷入死循环故障。在每个芯片的电源输入端与共地端并接一个0.1μF去耦电容，对脚控开关送来的信号进行光隔离。以上措施都是行之有效的。

软件抗干扰（如果有）：第一，软件冗余。对任意输出信号和设置均不断重复刷新，且周期设定在5ms。对A/D转换采用转换8次求平均法，以得到尽量准确的信号。第二，软件陷阱。软件陷阱技术是通过跳转指令强行将捕获到的乱飞程序引入复位地址0000H，将程序纳入正轨。在各控制模块之间和未使用的程序空间设置软件陷阱可以有效地抑制程序乱飞，使程序运行更加可靠。

（3）YY 0055 对光固化机的其他要求。

条款

5.1.1 设计

光固化机的结构应该能够保证安全、可靠的操作。对于现场可修理的光固化机，出于维护和保养的需要，应该设计成通过容易获取的工具或者制造商提供的工具能够方便地分解和重新组合。

GB 9706.1—2007，条款59适用。

5.1.2 连接

为了清洁和消毒的需要，光固化机应能够断开和再连接上电源。

通过手工检查来判断是否符合要求。

5.1.3 操作控制

操作控制键应该设计得使意外操作的可能性降低到最小。

通过目视来检查。

5.1.4 清洗和消毒

GB 9706.1—2007，条款44.7适用。

5.1.5 超温

GB 9706.1—2007，条款42适用。

条款解读

①结构设计的要点是在临床使用时能方便地解体与重组，特别是导光元件和供电。

②操作控制，企业在设计第一部分内容时应充分考虑临床应用的方便快捷和预防误操作。在操作部件的设计时应尽量避免一钮多用。如果有这方面的设计，则在企业标准和产品说明书中予以明确。必要时应在产品醒目之处标注。

③清洗和消毒，这一条款要求企业首先应当针对自己的光固化机进行识别，哪些部件是需要进行清洗和/或消毒的。企业在编制企业标准或其他文件时应对清洗过程进行识别和控制。如果采用必要的消毒，必须对消毒液的选择进行说明，并对可能造成的损害加以评估。

④超温：用石英钨卤素灯为光源的光固化机，对超温的控制是通过石英钨卤素灯杯的隔离和冷却来实现的。用LED为光源的光固化机，对超温的控制是通过LED瓦数的选择和灯珠的散热设计来实现的。

7.09版光固化机专标的抽样（略）

8.09版光固化机专标对辐射值测试的解读

参考李伟松等著《牙科光固化机（石英钨卤素灯）的辐射值测试与改进》一文。

9. 企业标准示范文件

下文附件1是某企业一个关于LED灯的控制文件/标准。

附件1

用于光固化机的发光二极管（LED）灯技术条件

1　范围

本标准规定了用于光固化机的发光二极管（LED）灯（以下简称LED灯）的要求、包装、贮存、标识和使用条件。

本标准适用于公司进货检验、过程检验，并作为委托第三方进行LED灯质量监督抽查的依据。

本标准也可作为采购部门与供方签订技术协议时的依据。

2　引用标准

下列标准所包含的条文，通过在本标准中引用而构成本标准的条文。在标准出版时，所示版本均为有效。所有标准都会被修订，使用本标准的各方应探讨使用下列标准最新版本的可能性。

GB/T 2828.1—2003《计数抽样检验程序　第1部分：按接收质极限（AQL）检索的逐批检验抽样计划。》

GB 7247.1—2001《激光产品的安全　第1部分：设备分类、要求和用户指南》。

CIE 127：2007《LED的测量》。

3　定义

除以下定义外，CIE 127：2007定义适用本标准。

LED灯有效辐射值：其主峰波长在430～480nm范围内以mW/cm^2为计量单位的，用以对牙科光固化树脂进行光辐射固化的值。

4　分类

LED灯型号按国家或供方的有关标准分类，没有规定的按本标准规定分类。

4.1　LED灯的型号按其标称的功率和主波长进行分类

标称功率＝额定工作电压×额定工作电流，将其结果四舍五入取整，一般分3W、5W和7W。

主波长λ_p。

4.2　LED灯的分类案例

额定电压为7.2V，额定电流为750mA，主峰波长为465nmd的发光二极管的型号为：5W。

5　要求

5.1　LED灯的电特性要求

5.1.1　伏安特性应符合图1要求

测试方法：半导体图示仪和恒压恒流电源。

5.1.2　LED灯的正向工作电压为3.6V±0.4V和6.5V ±0.5V

测试方法：精度等级为0.5级的直流电压表，用恒流电源提供由伏安特性图得出的$I_{F,}$，测量LED灯两端的电压。

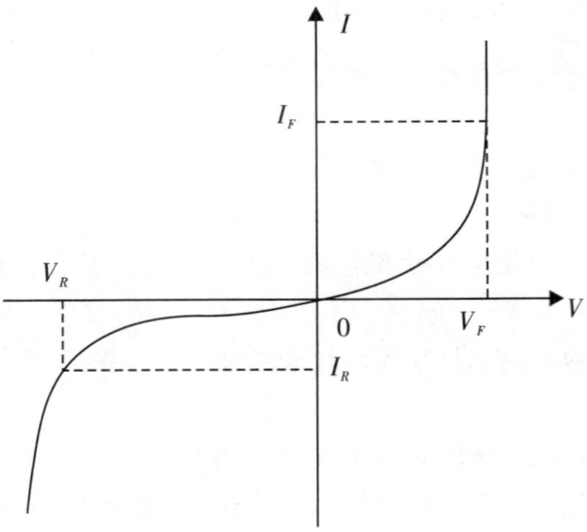

图 1　单个 LED 灯的伏安特性曲线

5.1.3　LED 灯的正向工作电流应不超过表 1 所示的值的 ±10%

测试方法：精度等级为 0.5 级的直流电流表，用恒压电源提供 LED 灯两端的正向工作电压，测量流经 LED 灯的电流。

表 1

正向工作电压（V）	3.6			7.2		
标称功率（W）	3	5	7	3	5	7
正向工作电流（A）	0.83 ~ 0.85	1.39 ~ 1.40	2.19 ~ 2.21	0.41 ~ 0.43	0.69 ~ 0.70	1.09 ~ 1.11

5.2　LED 灯的光特性要求

5.2.1　LED 灯的光通量和光效率应不低于表 2 所示的值

测量方法：积分球法。如图 2 所示，现有的积分球法测 LED 光通量有两种测试结构，一种是将被测 LED 放置在球心，另外一种是放在球壁。此外，由于用积分球法测试光通量时，光源对光的自吸收会对测试结果造成影响，因此，往往引入辅助灯，如图 3 所示。

表 2

标称功率（W）	3	5	7
光通量 Φ　（lm）	24	40	56
光效率（lm/W）	8		

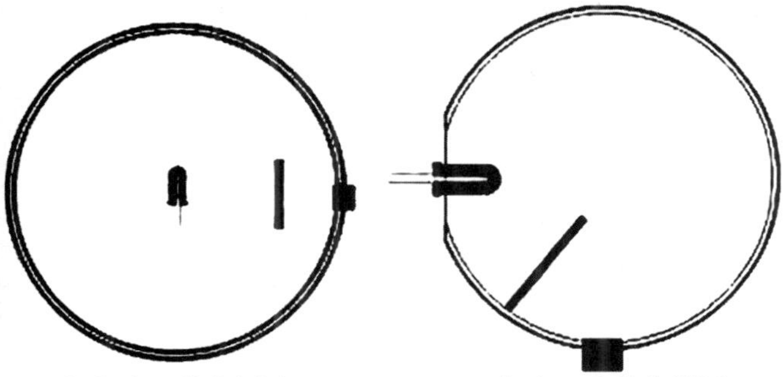

（a）全立体角测试　　（b）2x立体角测试

图2　积分球法测LED光通量

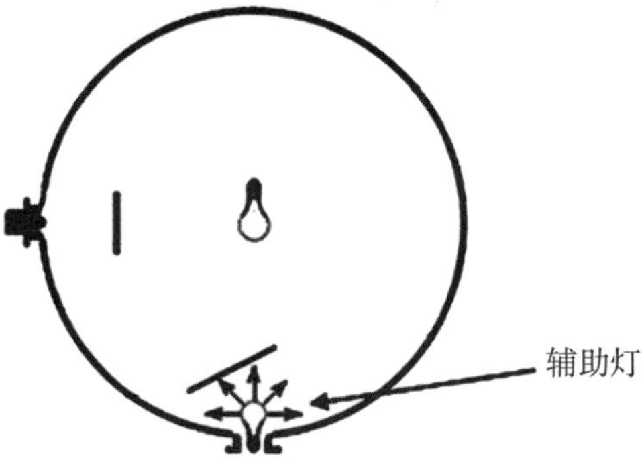

图3　辅助灯法消除自吸收影响

5.2.2　LED灯的频谱特性

5.2.2.1　LED灯为单一波峰，特性以峰值波长和带宽表示，其基本图形应符合图4所示

5.2.2.2　LED灯的主峰波长应在430～480nm的范围内。同批LED灯（或同个批号）其主峰波长的误差不得超过±5nm（俗称1个BIN），半宽度$\Delta\lambda d \leqslant 24$nm

5.2.2.3　LED灯主峰波长的辐射值（mW/cm^2）应不小于300mW/cm^2

测试方法：①积分法是利用特定滤色片配合光电探测器直接测得色度参数。探测器建议使用美国Molectron Detector lnc. 生产的EPM1000型功率计。②荧光分光光度法。

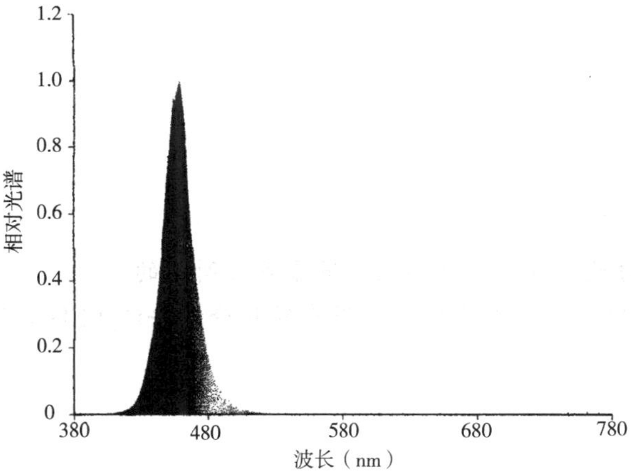

图4　LED灯主峰波长和带宽频谱

6　抽样

同一包装或同一批号的LED灯可作为一个样品单位。样本检查水平为“一般检查水平II”AQL值为0.4。

所获得的样本按本标准第5条的规定进行检测。检测结果应符合要求。

7　报告

同一批LED灯可按样本数逐批（样本数小于5时逐件）出具报告。报告样张见本标准附录（资料性附录）。

如由独立第三方出具报告时，其出具的报告应包含本标准附录给定的报告式样的内容。特别是采取非本标准5规定或推荐的测试方法进行测试时，应注明测试的设备和方法。

8 使用条件

符合本标准的LED灯，在使用或/和测试时一定要注意对灯体的有效散热，且连续照明的时间不应超过40秒。第二次使用或测试一定要确定其完全冷却后才能继续。

9 包装，贮存，标识

9.1 包装

LED灯应用防静电包装袋进行包装，包装封口处应贴有封条。若封条破损和启封过，可以以此为据拒绝接收。

每次包装应在测试结束后完成，并将标识贴在适宜处（即使启封也不至于损坏）。

9.2 贮存

LED灯应按防静电要求进行存放。存放处应确保不会破坏原包装。

9.3 标识

LED灯每一包装应有一个标贴，标贴应有以下内容：

a）供应商名称或商标（非注册不在此列）；

b）商品名称、数量、批号、出厂日期；

c）主峰波长 λ_P、$V_F H$ 和 I_F；

d）检查状况和检测报告编号。

第 6 章　口腔灯

一、产品介绍

1. 概述

口腔灯是牙科中一种常用的为口腔科手术和诊断时提供照明的设备。在我国医疗器械管理目录分类中，属口腔科设备及器具（6855），管理类别为 I 类。

若按 GB 9706. 1—2007 第 5 章的方法分类，独立的不作为部件的口腔灯产品有以下几种分类形式：

（1）按防电击类型分类：口腔灯可以是 I 类、II 类或内部电源类。

（2）按防电击的程度分类：口腔灯一般没有应用部分。

（3）对防进液的防护程度：一般无防护；若适用于野外的环境，则应考虑防进液防护。

（4）按运行模式分类：一般为连续运行。

（5）口腔灯若为部件，则按整机进行安全分类。

（6）按结构形式分类，口腔灯可以有落地式、吊顶式、机装式、壁式、柱装式等。

（7）按光源分类：有石英钨卤素灯口腔灯和 LED 口腔灯。

口腔灯主要由灯头和灯臂组成。灯头一般由光源、反光罩、调节臂、控制装置等组成。口腔灯一般通过安全特低电压供电，光源经过灯前的吸收和经过弧形反光镜的反射，在一定距离达到聚光匀光的效果。

2. 适用标准

口腔灯可能适用的标准有：

（1）GB 9706. 1《医用电气设备　第 1 部分：安全通用要求》。

（2）GB 7000. 1《灯具　第 1 部分：一般要求与试验》。

（3）YY/T 0466《医疗器械　用于医疗器械标签、标记和提供信息的符号》。

（4）YY/T 0628《牙科设备　图形符号》。

（5）YY/T 1120—2009《牙科学　口腔灯》。

（6）ISO 1942《牙科学　术语》。

（7）CIE 出版物 13. 3《光源色彩再现性的测量和确定方法》。

（8）CIE 出版物 15. 2：1976《比色法》。

（9）CIE 出版物 17. 4《国际照明词汇——第 845 章：照明》。

（10）CIE 出版物 69《描述照度计和光度计的方法：性能、特征以及规格》。

（11）ICNIRP 导则《国际非电离辐射保护协会对波长 180 ~ 400nm（非相干光学辐射）之间的紫外辐射暴露限值的导则　有害辐射防护学》。

二、YY/T 1120—2009《牙科学　口腔灯》标准解读

1. 标准概况

口腔灯标准在国内是由全国口腔材料和器械设备标准化技术委员会齿科设备与器械分技术委员会（SAC/TC 99/SC 1）归口。

YY/T 1120—2009《牙科学　口腔灯》修改采用国际标准化组织标准 ISO 9680：2007《牙科学　口腔灯》（英文版）。ISO 9680：2007 由 ISO /TC 106 技委会的 SC 6 牙科设备分技委起草的。

口腔灯标准历经了 3 个版本的发展，分别为：

（1）ZBK 73005—1985《口腔灯》；

（2）YY 1120—1999《口腔灯》；

（3）YY/T 1120—2009《牙科学　口腔灯》。

2. YY/T 1120—2009 和 YY 1120—1999 的差异

YY/T 1120—2009 和 YY 1120—1999 相比，主要变化如下：

（1）YY/T 1120—2009 为推荐性标准，YY 1120—1999 为强制性标准。

（2）照度分为连续可调和非连续可调，连续可调范围由 8 000 ~ 15 000lx 改为不窄于 8 000 ~ 20 000lx；非连续可调最大光照度不小于 15 000lx（1999 年版的 4.4，本版的 5.2.1）；

（3）增加色差要求（本版的 5.2.4）；

（4）色温由 3 000 ~ 6 500K 改为色温应落在用光的色度坐标对应的四个坐标端点范围内表示（1999 年版的 4.7，本版的 5.2.5）；

（5）温升改为用辐射热表示，由温升不大于 15℃ 改为最大照度辐射热不大于 350W/m^2（1999 年版的 4.8，本版的 5.2.6）；

（6）增加对目标阴影的要求（本版的 5.2.7）；

（7）增加色彩显色指数的要求（本版的 5.2.8）；

（8）增加紫外辐射照度的要求（本版的 5.2.9）；

（9）增加对口腔灯的机械要求（本版的 5.3）；

（10）增加对口腔灯的清洗和消毒要求（本版的 5.4）。

3. YY/T 1120—2009 和 ISO 9680：2007 的差异

本标准与 ISO 9680：2007《牙科学　口腔灯》的主要不同之处：

（1）根据目前国内安全要求执行 GB 9706.1—2007 的情况，将国际标准 ISO 9680：2007《牙科学　口腔灯》相应的 IEC 60601 - 1：2005 安全要求更改为 GB 9706.1—2007（等同采用 IEC 60601 - 1：1988 + A1：1991 + A2：1995）的要求；

（2）对照度的调节，在原 ISO 9680：2007 基础上增加对照度分档可调的要求；

（3）紫外辐射照度条款波长范围更改为 200 ~ 400nm 光谱范围内；

（4）清洗和消毒条款参考了 GB 9706.1—2007 的测试方法，删除了原文中沿用国际标准的方法。

4. 适用范围

从 YY/T 1120—2009《牙科学　口腔灯》的范围我们可以看出，本标准适用于所有安

装形式的口腔灯，例如固定于天花的吊顶式，固定于墙壁的形式，落地式，作为部件安装在牙科治疗机、柱子上的形式，台式，夹持式等。

标准制定时，不考虑口腔灯和其他辅助光源同时使用的情况。其他辅助光源我们可以理解为诊所内的建筑照明，洁牙机、手机上的照明，头灯等。就是说，和辅助光源一起使用时，不能保证它们组成光学系统的安全性。我们在使用这些辅助光源的时候，要注意这些光源的共同叠加效应，例如热效应，紫外辐射强度，对操作者、患者眼睛的刺激等。口腔灯制造商宜在说明书上提示口腔灯和其他辅助光源一起使用时，可能存在的风险和注意事项。

值得注意的是，在本标准中没有把口腔灯光源的性质区分开来，例如卤素灯光源和LED光源。国际标准化组织（ISO）已关注到光源的区别，ISO 9680：2014已把光源的这种区别识别出来。

5. 要求和试验方法的理解及产品设计

（1）照度。

📖 条款

5.2.1 照度

对照度的调节若是连续可调的，照度的调节范围应不窄于8 000lx～20 000lx；

对照度的调节若是非连续可调的，应至少有3个照度水平，最大光照度应不小于15 000lx。

☞条款解读

在ISO 9680：2007中，照度的调节只有连续可调一种。我国的口腔灯目前大部分只有强弱光三档或分档可调的口腔灯。经过调研和多年的临床使用，分档可调的口腔灯也能满足临床需要。因此，在ISO 9680：2007转化为我国行业标准的过程中，增加了非连续可调的情况。

非连续可调的口腔灯，应至少有3个照度水平，即可以有3档、4档或更多。行业内普遍认为“关”也是一种照度水平。

用照度计按标准中的方法测试即可。

📖 条款

5.2.2 照明图

5.2.2.1 照明区

照明区A和B已标示于图6－1中。

照明内区，A区，由横轴为50mm、纵轴为25mm的椭圆形或均等对称图形构成。

照明外区，B区，由50%最大等照度线与A区之间的区域构成。

为了标示出B区，50%最大等照度线应绘制于图中。

单位：mm

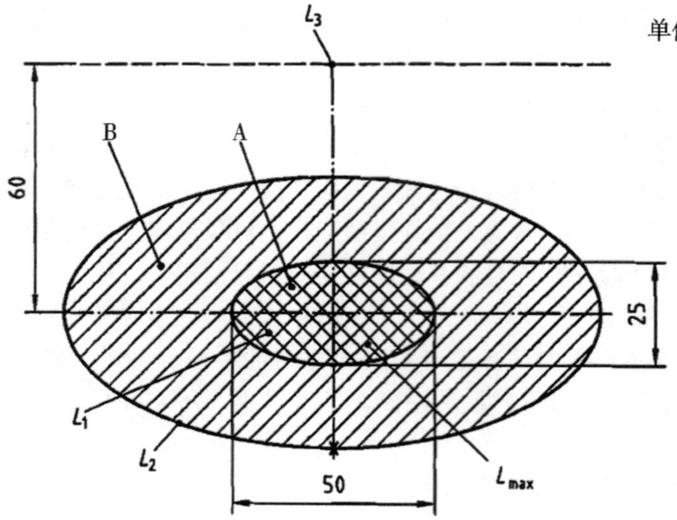

说明：

A：照明内区　　L_1：A 区内的照度

B：照明外区　　L_2：$L=0.5\ L_{max}$线

L_{max}：最大光照度　　L_3：距离 60mm 外的照度，L_3 小于 1 200lx

图 6－1　照明模式

☞条款解读

照明图是口腔灯测试用的基本图形，有几个条款的测试都用到。因此，为了测试的方便、准确和提高效率，宜把这个双椭圆图画到板或纸上备用。

新版本 YY/T 1120—2009 的照明图和旧版本 YY 1120—1999 的差别较大，主要有两点：①照明内区，旧版本是直径为 50mm 的圆，新版本修改为长径为 50mm、短径为 25mm 的椭圆。此项的修改更符合人体口腔的生理特征，要求相对放松了；②对患者眼睛照明的测试直线，旧版本是 70mm，新版本是 60mm。

条款

5.2.2.2 照度

最大光照点应落在 A 区。A 区的照度应不小于最大照度的 75%（见图 6－2）。

☞条款解读

旧版本 YY 1120—1999 测试的是光斑中心两旁 25mm 处的照度，为两点，如图 6－2（a）所示的 A、B 点。

新版本测试的是一个标准定义的 A 区，如图 6－2（b）所示的阴影区域。A 区内的所有点的照度都要不小于最大照度的 75%。

新版本和旧版本比要求更严格，也更加科学和合理。

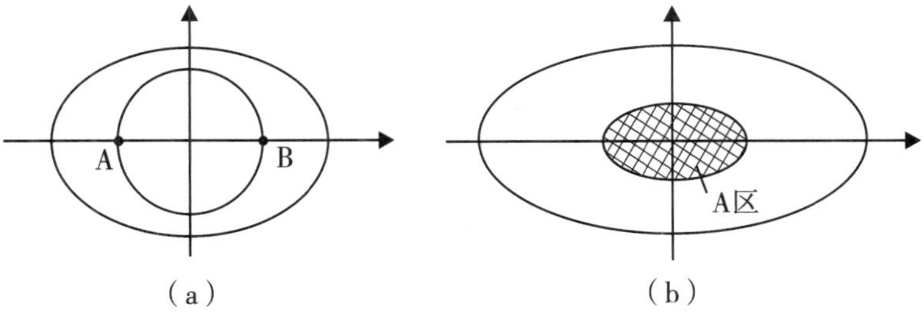

图6－2　新旧版本测试点比较

条款

5.2.3 对患者眼睛的照明

5.2.3.1 照度

在口腔周围的任何操作位置，位于与横穿最亮照明区域的水平线平行的线上方60mm的地方的照度都不应大于1 200lx。

条款解读

对患者眼睛照明的测试是在平行于双眼瞳孔线的直线上，旧版本是70mm，新版本是60mm，缩短了测试距离。此项的修改，使对患者眼睛照明的要求更严格了，能更好地保护患者眼睛。

测试时，环境照度要低于30lx，把口腔灯的照度调到最大，口腔灯的光源调整到照度计传感器上方70cm处，沿与横穿最亮照明区域的水平线平行，并距60mm的上方的直线移动照度计，读取最大值，应不大于1 200lx。图6－3是对患者眼睛照明的测试示意图。

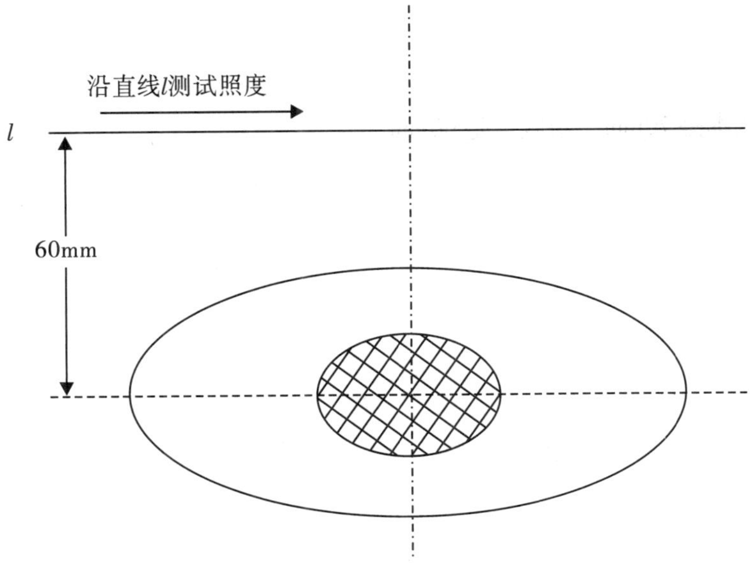

图6－3　对患者眼睛照明的测试示意图

条款

5.2.5 相关色温

表 1（即表 6－1）给出了四个端点的三色坐标线。由口腔灯发出的光的色度坐标线（x，y）应在表 1（即表 6－1）规定的坐标线范围之内。

表 6－1　色区坐标线

顶点	色度坐标线		CIE 15.2 的 LUV 色区	
	x	y	u'	V'
1	0.310	0.369	0.182	0.488
2	0.316	0.322	0.203	0.465
3	0.414	0.428	0.227	0.527
4	0.396	0.377	0.235	0.504
注：更多的转换公式请参考附录 A。				

条款解读

由色度坐标线组成的区域如图 6－4 所示。测得的点应在图 6－4 所示的区域内。

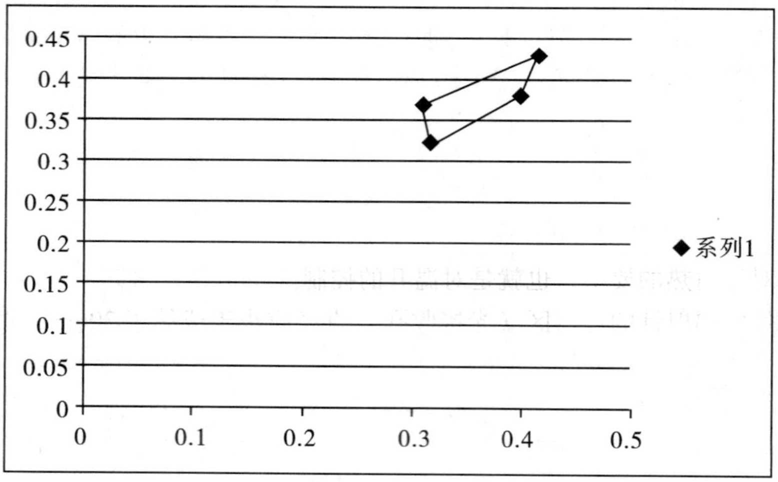

图 6－4　口腔灯色度坐标线围成的区域

CIE 15.2 的 LUV 色区如图 6－5 所示。测得的点应落在色区内。

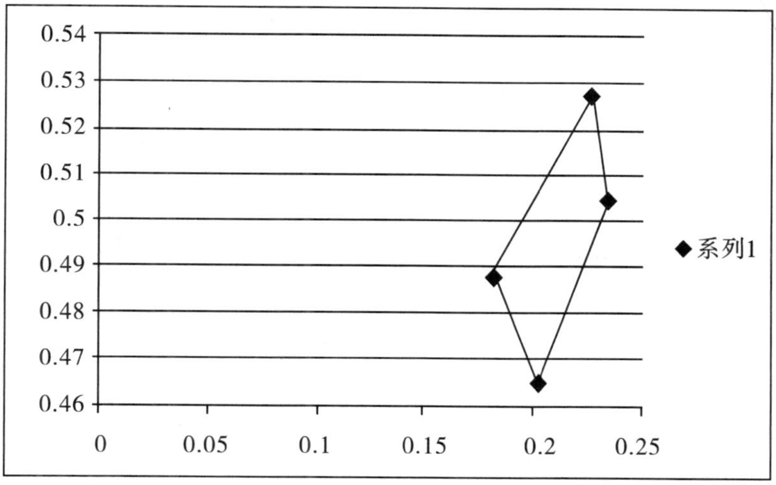

图6-5 CIE 15.2 的 LUV 色区

(x, y) 和 (u', v') 坐标是可以互换的，测得的 (x, y) 符合要求，那么 (u', v') 也符合要求。

口腔灯的光路一般要经过一次反射。如果测得的点落在色区外，那么我们就要根据光路的特点至少考虑两方面的因素，一是光源的特性，二是反光罩的特性。只有两者配合好了，才能符合本条款的要求。

条款

5.2.6 辐射热

辐射热应被当作单位为 W/m^2 的辐射照度进行测量。在最大照度时辐射照度的值应不大于 $350W/m^2$。

条款解读

本条款是对辐射热的要求，也就是对温升的控制。

测试时使用的辐射计的传感区（光接收孔）直径应小于或等于 30mm，至少可以测量 300～2 500nm 波长范围内的光谱。

试验时，把口腔灯的光源调整到辐射计传感器上方 70cm 处，然后把口腔灯的照度调到最大，把辐射计放在最大照度的位置上，使光束垂直落在传感器上，测量 30min，读取稳定值。

条款

5.2.7 阴影

直径为 20mm 的圆盘在距离 50mm 处的清晰阴影的尺寸应小于或等于 12mm。

条款解读

本条款可以理解为对口腔灯无影效果的要求。

本条款中对阴影没有明确的定义，直径为 20mm 的圆盘在距离 50mm 处的阴影边缘一般不清晰，可采用口腔灯照度的 90% 作为阴影的边界来测量。

若不需要精确的数值，只是作符不符合要求的判断，则这个试验可以简化为：在纸板上画一个直径为12mm的圆，把直径为20mm的圆盘的阴影投到纸板12mm的圆上，观察阴影是否比纸板的圆小，若是，则符合要求，否则就不符合要求。若不能明确确定，就要把数值测量出来，再作判断。

不少用于口腔治疗的器械带有光源，例如牙科手机、洁牙机，可以克服阴影带来的对视野的限制。

📖 条款

5.2.8 色彩显色指数（Ra）

诊断用途的口腔灯的色彩显色指数Ra应大于85。

☞条款解读

光源对物体的显色能力称为显色性。光所发射的光谱决定光源的光色，但同样颜色的光可由不同的单色光组成。因此，同样光色的光对各个颜色的显色性就不同。相同光色的光可由不同的光谱组成，光谱组成较广的光源较有可能提供较佳的显色品质。光源光谱中缺乏物体在基准光源下所反射的主要光谱时，就会产生明显的色差。色差愈大，光源对该色的显色性越差，色彩显色指数越低。色彩显色指数是100以内的数值，数值越大，表示显色性越好。

色彩显色指数的测试是以国际照明协会（CIE）出版的CIE 13.3《光源色彩再现性的测量和确定方法》为依据。目前市面上较容易获得可以测试色彩显色指数（Ra）的设备。可以测试色彩显色指数（Ra）的设备往往不仅有色彩显色指数，还和其他功能结合在一起，例如和色温、照度、色坐标、辐照度等功能结合在一起。可能有色彩显色指数（Ra）测试功能的设备有光谱照度计、光谱辐射分析仪。

📖 条款

5.2.9 紫外辐射照度

口腔灯在200nm至400nm光谱范围内的最大照度时的有效紫外辐射照度应不超过0.008W/m^2，光谱加权使用87（2）ICNIRP导则中表1的光谱权重因数。

☞条款解读

目前，达成共识的是，低剂量的紫外辐射对健康有好处，过量紫外辐射对健康有负面影响。本条款的意义就在于限制过量的紫外辐射。

紫外辐射（UVR）位于电磁波谱中至少100~400nm的波段。在讨论紫外辐射的生物效应时，国际照明协会（CIE）把UV光谱分为3段。315~400nm为UVA，280~315nm为UVB，100~280nm为UVC。波长小于180nm的紫外辐射实际只有极少生物效应，因为在穿过空气时已被空气吸收，即小于180nm的紫外辐射一般只存在于真空中。

国际标准原文是在180~400nm光谱范围内进行测试，在转化为我国行业标准的过程中，进行了技术性修改，把测试范围由180~400nm改为200~400nm。其主要原因有3点：

①低于200nm波长的紫外线很容易被空气吸收，传播很短距离就消失了。

②测试低于200nm波长的紫外线，测试成本比较高，在国内目前的条件下进行测试和标准验证均比较困难。

③参考 GBZ 2—2002《工作场所有害因素职业接触限值》，其定义的波长范围为 200 ~ 400nm。

条款中“口腔灯在 200nm 至 400nm 光谱范围内的最大照度时的有效紫外辐射照度应不超过 0.008W/m²”的限值 0.008W/m²来源于 87（2）ICNIRP 导则，这个限值的意义是在 0.008W/m²有效紫外辐射照射下，每天持续暴露 1h 是安全的。有效紫外辐射照射为 0.004W/m²时，可以持续照射 2h；有效紫外辐射照射为 0.002W/m²时，可以持续照射 4h；有效紫外辐射照射为 0.001W/m²时，可以持续照射 8h，而不发生生理伤害。标准中给出的限值是最低要求，若口腔灯预期对同一病人持续使用更长时间，宜根据 87（2）ICNIRP 导则，降低紫外辐射的限值。

光谱权重因数见表 6-2，其中光谱权重因数用 $s(\lambda)$ 表示。

表 6-2　87（2）ICNIRP 导则中的表 1

Table 1. UV exposure limits and spectral weighting function

λ^{a} (nm)	EL^{d} ($J\ m^{-2}$)	EL^{d} ($mJ\ cm^{-2}$)	$s(\lambda)^{b}$	λ^{a} (nm)	EL^{d} ($J\ m^{-2}$)	EL^{d} ($mJ\ cm^{-2}$)	$s(\lambda)^{b}$
180	2 500	250	0.012	310	2 000	200	0.015
190	1 600	160	0.019	313	5 100	500	0.006
200	1 000	100	0.030	315	1.0×10^{4}	1.0×10^{3}	0.003
205	590	59	0.051	316	1.3×10^{4}	1.3×10^{3}	0.002 4
210	400	40	0.075	317	1.5×10^{4}	1.5×10^{3}	0.002 0
215	320	32	0.095	318	1.9×10^{4}	1.9×10^{3}	0.001 6
220	250	25	0.120	319	2.5×10^{4}	2.5×10^{3}	0.001 2
225	200	20	0.150	320	2.9×10^{4}	2.9×10^{3}	0.001 0
230	160	16	0.190	322	4.5×10^{4}	4.5×10^{3}	0.000 67
235	130	13	0.240	323	5.6×10^{4}	5.6×10^{3}	0.000 54
240	100	10	0.300	325	6.0×10^{4}	6.0×10^{3}	0.000 50
245	83	8.3	0.360	328	6.8×10^{4}	6.8×10^{3}	0.000 44
250	70	7	0.430	330	7.3×10^{4}	7.3×10^{3}	0.000 41
254[C]	60	6	0.500	333	8.1×10^{4}	8.1×10^{3}	0.000 37
255	58	5.8	0.520	335	8.8×10^{4}	8.8×10^{3}	0.000 34
260	46	4.6	0.650	340	1.1×10^{5}	1.1×10^{4}	0.000 28
265	37	3.7	0.810	345	1.3×10^{5}	1.3×10^{4}	0.000 24
270	30	3.0	1.000	350	1.5×10^{5}	1.5×10^{4}	0.000 20
275	31	3.1	0.960	355	1.9×10^{5}	1.9×10^{4}	0.000 16
280[c]	34	3.4	0.880	360	2.3×10^{5}	2.3×10^{4}	0.000 13

（续上表）

λ^a (nm)	EL^d ($J\ m^{-2}$)	EL^d ($mJ\ cm^{-2}$)	$s(\lambda)^b$	λ^a (nm)	EL^d ($J\ m^{-2}$)	EL^d ($mJ\ cm^{-2}$)	$s(\lambda)^b$
285	39	3.9	0.770	365[c]	2.7×10^5	2.7×10^4	0.000 11
290	47	4.7	0.640	370	3.2×10^5	3.2×10^4	0.000 093
295	56	5.6	0.540	375	3.9×10^5	3.9×10^4	0.000 077
297[c]	65	6.5	0.460	380	4.7×10^5	4.7×10^4	0.000 064
300	100	10	0.300	385	5.7×10^5	5.7×10^4	0.000 053
303[c]	250	25	0.120	390	6.8×10^5	6.8×10^4	0.000 044
305	500	50	0.060	395	8.3×10^5	8.3×10^4	0.000 036
308	1 200	120	0.026	400	1.0×10^6	1.0×10^5	0.000 030

a Wavelengths chosen are representative: other values should be interpolated (see Eqns. 2a – c).

b Relative spectral effectiveness.

c Emission lines of a mercury discharge spectrum.

d EL for a monochromatic source, but also limited by a dose-rate of 10 kWm^{-2} ($1Wcm^{-2}$) for durations greater than 1s as well in order to preclude thermal effects.

紫外辐射照度是所有灯具均要考虑的问题，不管是医用还是非医用。灯具的蓬勃发展带动了紫外辐射检测设备的发展，因此在市面上较容易获得运用87（2）ICNIRP导则表1中光谱权重因数直接得出紫外辐射值的检验设备。口腔灯紫外辐射的测试使用这种灯具通用的通过计量的检验设备就可以。

（2）机械要求。

条款

5.3 机械要求

5.3.1 运动部件

在正常工作条件下可能对患者或牙医构成威胁的运动部件，应被有效防护以便将潜在的伤害危险降至最低。

可被患者与牙医的手和手指触及的、电动的运动部件之间的距离，当完全打开时应小于10mm，当完全合上时距离应不小于20mm。

口腔灯的所有电线应被充分保护好，以防止在正常操作过程中因摩擦或拉紧而引起的磨损、破裂和损坏。

条款解读

只要可改变位置的部件都是运动部件，不管其运动是否为电动。运动部件的潜在危害可能是口腔灯的尖角、锐边、缝隙、裸露的电线等，所以在设计上要防止尖角、锐边的出现。

关于可触及的电动的运动部件的缝隙，必须满足完全打开时间距小于10mm，完全合上时不小于20mm，防止夹伤手指。口腔灯灯臂的运动一般为非电动的，因此，此项往往不适用。

摩擦或拉紧会导致电线摩擦，特别是在关节的地方可能会出现此情况。因此电线在必要的地方应增加一些固定防拉扯防摩擦的措施。

📖 条款

5.3.2 操作控制台

操作控制台的位置及其设计应能防止意外启动的情况出现。

操作控制台的符号应按 YY/T 0628 的规定使用。

☞条款解读

本条款要求口腔灯符合人体工学，符合人类的操作习惯，应设计防止意外启动。

操作控制台的符号应按 YY/T 0628 的规定。用了这些符号后，还应在说明书中一一说明其意义。一般使用以下这些符号：

图形符号	名称	出处
	牙科口腔灯	ISO 7000-1822
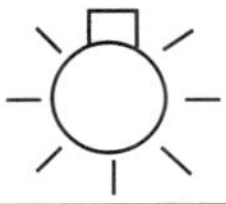	灯，光照，照明设备	GB/T 5465.2-5012
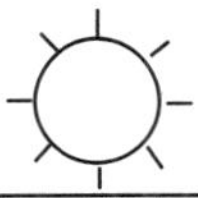	亮度	GB/T 5465.2-5056

图6-6　操作控制台符号

📖 条款

5.3.3 转动

在转动过程中，口腔灯的设计应能避免因转动导致导线损伤的危险出现。

☞条款解读

导线损伤后裸露的导线可能直接造成口腔灯的漏电流超过规定限值。

📖 条款

5.3.4 操作和机械调整

5.3.4.1 一般稳定性

如果口腔灯被固定在横梁或柱子上应不能倾斜。如果口腔灯被固定在天花板或墙壁上，安装部件应不被损坏或出现断裂。

☞条款解读

此条款是考察安装的可靠性，因安装部件被损坏或出现断裂而导致口腔灯坠落，可能对口腔灯患者、操作者造成伤害，或损坏财物。

📖 条款

5.3.4.2 安装后的稳定性

口腔灯被放置定位后，不应有明显的偏移。

☞条款解读

口腔灯应有一定的定位能力，在未有重新定位的动作的情况下不应自动出现定位的偏移，要保证光区在机械上的稳定。

📖 条款

5.3.4.3 操纵力

如果口腔灯可被牙医从某一位置调整到另一位置，它应移动迅速、便于操作并且被固定于新位置上。对口腔灯重新定位的力不应超过30N。对口腔灯微调的力不应超过7N。

☞条款解读

此条款对口腔灯重新定位和微调的力都规定了上限，没有下限。

📖 条款

5.3.5 飞溅物

口腔灯应被设计成能为破碎的灯泡提供保护作用。灯泡破碎的部分不应该飞溅出来。

☞条款解读

灯泡在发光过程中会产生热量，如果温度过高，灯泡可能会破裂，导致碎片飞溅。若口腔灯灯罩保护不足，飞溅物飞出灯体则容易刮伤、烫伤患者和操作者，甚至掉进口腔，或插入身体组织中，导致严重的后果。因此口腔灯要有足够的防护，灯体要有足够的耐热和耐机械冲击能力。

（3）清洗和消毒。

📖 条款

5.4 清洗和消毒

口腔灯外表的所有可触及部件应能用制造商推荐的清洗剂进行清洗，并且不会对灯的表面或其标记造成损害。

口腔灯外表的所有可触及部件应能用制造商推荐的化工消毒剂进行消毒，并且不会对灯的表面或其标记造成损害。

应能承受在正常使用时可能遇到的或由制造商在使用说明书中规定的清洗和消毒，而又不损坏或影响其安全防护性能。

☞条款解读

按照制造商规定的方法进行20次清洗或消毒后检查灯表面及其标记，清洗消毒之后不会出现短路、防护件破裂等影响其安全防护性能的情况。

参考文献

[1] YY/T 1120—2009《牙科学　口腔灯》。

[2] YY 1120—1999《口腔灯》。

[3] ICNIRP 导则《国际非电离辐射保护协会对波长 180～400nm（非相干光学辐射）之间的紫外辐射暴露限值的导则　有害辐射防护学》，2004 年 8 月。

第7章 银汞调合器

一、产品介绍

1. 概述

银汞调合器主要运用于口腔医院治疗室，主要作用是对银汞胶囊或银合金粉及汞进行高速摆动，使胶囊中的银粉与汞充分混合反应形成汞齐膏体，该膏体用于临床补牙。银汞调合器是一种用于治疗口腔龋牙的医疗器械。

2. 产品分类

银汞调合器是调合银汞合金材料的专用仪器，通常作为口腔内科的辅助设备。该产品可将银合金粉与汞按比例调合成银汞合金用于窝洞充填修复。银汞调合器为密闭调合，能使汞的扩散降到较低程度，减少操作者与汞的接触，保证操作者的健康。产品按送料的形式分为胶囊式和银汞组分式，后者又分为全自动式和半自动式两种。

按照现行的医疗器械管理分类（2002版医疗器械分类目录）属于第一类医疗器械，口腔科设备及器具中第7子分类——口腔综合治疗设备配件，即6855－7。

3. 结构组成与工作原理

（1）结构组成。

银汞调合器由转动电机、偏心装置、摆动装置和调节控制装置等组成。

（2）工作原理。

银汞调合器的工作原理是对银汞胶囊或银合金粉及汞进行高速摆动，使胶囊中的银粉与汞充分混合反应形成汞齐膏体。

4. 应用与发展

银汞合金是一种含有汞（水银）的合金。它的主要成分是银和锡，以及少量的铜和锌。补牙时，医生将按一定比例研磨成粉末的银合金，与汞调合成富有可塑性的软体，充填入牙齿的窝洞，24小时凝固后，即成为相当坚硬的银汞合金。由于汞合金的物理性能良好，应用方便，成本又低，成为医补牙齿的主要充填材料。

20世纪80—90年代，口腔医学迅猛发展，口腔材料层出不穷，化学固化、光学固化等进口微填料不断涌现，补牙材料、技术发展很快。但业内不少专家仍然舍不得放弃底平壁直的银汞合金补牙术。因为尽管进口微填料医补的牙齿色泽美观，可同真牙媲美，但是价格昂贵、粘接性能不稳定，存在补牙后容易脱落等致命弱点，最终无法将银汞合金补牙术淘汰。

最近，有国外杂志发表文章，对汞合金补牙材料的安全性提出质疑。我国某著名口腔医学专家观点鲜明地指出：病人接触到汞之后，虽然可以从头发和尿液中检测到汞，但是所检测到的汞含量会逐渐减少，直至第八天完全消失，因为人体对汞有排泄功能。

二、YY/T 0273—2009《齿科银汞调合器》标准解读

1. YY/T 0273—2009 与 YY/T 0273—1995 的主要差异

本标准与 YY/T 0273—1995 相比，主要差异如下：

（1）本标准电气安全全面贯彻 GB 4793.1—2007 的要求，而 YY/T 0273—1995 只执行 GB 9706.1—1995 中“保护接地阻抗、电介质强度和连续漏电流”三项要求。

（2）本标准删除环境试验要求，由企业在其产品标准中规定。

（3）本标准删除噪声、外观、检验规则等要求，由企业在其产品标准中规定。

2. YY/T 0273—2009 与 ISO 7488：1991 的主要差异

本标准与 ISO 7488：1991《齿科银汞调合器》的主要差异为：本标准电气安全要求用 GB 4793.1—2007《测量、控制和实验室用电气设备的安全要求　第 1 部分：通用要求》代替 ISO 7488：1991 中引用的 IEC 335－1：1976（IDT，GB 4706.1《家用和类似用途电器的安全　第 1 部分：通用要求》）。

3. 范围

本标准规定了用于混合银合金粉及汞，并通过振动得到银汞合金的电动调合器要求和标志，以及如何确定银汞调合器符合上述规定的要求和试验方法。

本标准提供了比较这些调合器的工作运行和性能一致性的方法，用于确保银汞调合器的可重复性。

4. 标准条款解读

本标准的第 5 章对银汞调合器电气安全、机械安全以及技术指标等进行了统一要求，第 7 章则是对应的试验方法。下面对第 5 章至第 10 章的条款逐一进行解析，从标准条款制定的目的出发，以便读者能更好地理解条款，希望能给生产企业在控制质量方面提供力所能及的帮助。下面将从 5.1 电气安全开始进行条款解读。

📖 条款

5.1 电气安全

应符合 GB 4793.1—2007 的要求。

☞条款解读

在医疗器械领域，通常使用 GB 4793.1—2007《测量、控制和实验室用电气设备的安全要求　第 1 部分：通用要求》或 GB 9706.1—2007《医用电气设备　第 1 部分：安全通用要求》作为安全通用标准，它们的适用范围有以下区别：

GB 4793.1—2007《测量、控制和实验室用电气设备的安全要求　第 1 部分：通用要求》规定了预定作专业用、工业过程中以及教育用的电气设备的通用安全要求，当在指定条件下使用时，这些符合下列（1）～（4）定义的任何一种设备可以组合有计算装置：

（1）电气试验和测量设备是指用电气方法试验、测量、指示或记录一个或多个电量或非电量的设备，也包括非测量设备，如信号发生器、测量标准器、电源、换能器和发射机等。

（2）电气控制设备：是指将一个或多个输出量控制在特定量值的设备，而且每一个量

值由手动设备、本地或远地编程或者由一个或多个输入变量来确定的。

（3）电气实验室设备：是指测量、指示、监视或分析物质的设备，或者用于制备材料的设备，包括体外诊断（IVD）设备。这种设备也可用于实验室以外的地方，例如自我检查用的 IVD 设备就可以在家庭中使用。

（4）预定要与上述设备仪器一起使用的附件。

而 GB 9706.1—2007《医用电气设备 第1部分：安全通用要求》适用于医用电气设备的安全标准。根据 GB 9706.1—2007，医用电气设备的定义是：与某一专门供电网有不多于一个的连接，对在医疗监督下的患者进行诊断、治疗或监护，与患者有身体的或电气的接触，和（或）向患者取得能量，和（或）检测这些所传送或取得的能量的电气设备。

对比上述两个标准的适用范围可以看出，GB 4793.1—2007 是适用于银汞调合器的安全通用标准，所以在对银汞调合器进行注册检验时，应执行 GB 4793.1—2007。

📖 条款

5.2 机械安全

5.2.1 胶囊式调合器应配有防护罩。

5.2.2 操作者经常接触到的活动部件应光滑，不应有锋利的边角。

5.2.3 此外，还应满足下列要求：

a）正常使用时，在安装和取下胶囊过程中不应使胶囊受到损坏而发生汞的泄漏；

b）调合器以制造商推荐的最大功率操作时，胶囊应安全，夹持牢固；

c）胶囊的安装位置应固定并可重复。

☞条款解读

5.2 规定的是机械安全的要求，试验方法里面规定用目力检查的方式进行检测，以确定调合器是否符合本标准的要求。

5.2.1 针对的是胶囊式调合器的要求。因为胶囊式调合器是转动电机在一定振动频率下工作，会让摆动装置以一定速度运行，为了避免对使用者或操作者造成安全方面的危险，胶囊式调合器应配有防护罩，以防止意外。

5.2.2 针对的是操作者接触到的活动部件的要求，主要是针对外观和结构的要求，在通标 GB 9706.1 中也有类似的要求，主要目的是尽可能地保证操作者使用的安全性和舒适性。

5.2.3 是针对其他部件的要求。a）是为了保证银汞调合器正常使用时，在安装和取下胶囊过程中不应使胶囊受到损坏而发生汞的泄露，这要求在设计过程中考虑到产品在使用过程中操作的便利性，不会导致胶囊损坏而发生汞泄漏；b）则是要求在制造商推荐的最大功率进行操作，即在最不利条件下进行测试，这要求开发设计人员考虑到通常胶囊能承受的最大作用力，另外还要求胶囊夹持牢固，保证银汞调合器能正常工作；c）是针对胶囊的安装位置而言，要求保证产品质量，可以多次并重复使用。

📖 条款

5.3 胶囊的振动频率

5.3.1 通用要求

在任何设定频率下，运行不少于15s或制造商推荐的在该设定的频率下的最长运行时间内，在下列规定条件下作单独测试时，调合的频率变化不应超过±2Hz：

a）电源电压在±5%范围内变化，或者制造商指定的电源电压范围；

b）塑料胶囊内所含合金粉及汞的总质量按制造商规定的范围内改变时；

c）按制造商推荐的最大运行时间连续3次运行汞齐化操作时。

☞条款解读

5.3.1是胶囊振动频率的通用要求。规定了在a）、b）、c）条件下进行单独测试，全部要满足“在任何设定频率下，运行不少于15s或制造商推荐的在该设定的频率下的最长运行时间内，调合的频率变化不应超过±2Hz”的要求。主要目的是使调合器振动频率的稳定性高，保证产品的主要性能，这是一个重要的技术指标。

📖 条款

5.3.2 可变频率调合器

在任何频率或功率条件下，以制造商推荐的最大时间间隔运行时，它的频率变化应在±1Hz范围内。

☞条款解读

此条款通过标准中规定的7.4的试验方法进行验证，针对的是可变频率调合器的产品，固定频率的调合器不适用于此条款（标准的“4分类”中将银汞调合器分为两类：1类是固定频率式，2类是可变频率式）。“以制造商推荐的最大时间间隔运行时”则是在最不利的条件下要满足此条款的要求，频率变化应在±1Hz范围内也是对频率稳定性的要求。

📖 条款

5.4 胶囊的振动幅度

以制造商推荐的最大时间间隔运行时，振幅变化应在±1mm范围内。

☞条款解读

此条款通过标准中规定的7.5的试验方法进行验证，针对的是胶囊的振动幅度的要求。胶囊的振动幅度在标准的3.3中有定义，是指在胶囊工作长度胶囊中点的运动范围，单位为mm。振幅变化是银汞调合器的主要性能指标之一，因为振动过大或过小都不能保证产品的安全有效，要求振幅变化在一定范围内则能保证这一点。

📖 条款

5.5 定时控制

5.5.1 定时装置

调合器应有定时装置，以供选择和控制调合时间。

☞条款解读

此条款是要求银汞调合器具有定时装置，以供选择和控制调合时间，这是一个定性的技术指标。调合时间的长度对于最终形成的汞齐膏体十分重要，但又因为产品送料的不同而不能做统一的时间规定，所以需要提供可供选择的调合时间，这一点对于操作者来说，十分关键。

📖 条款

5.5.2 定时设置

定时设置应符合下列要求：

a）定时装置可以是连续可调型的，也可以是步进设定型的；

b）时间允差：±5%或者±0.5s，取两者中的较大值；

c）时间重复性：±2%或者±0.2s，取两者中的较大值；

d）上述规定还适用于电源电压在额定电压±5%范围内变化，或者是制造商指定的电源电压范围内的情况。

☞条款解读

此条款是对定时装置功能的定量的技术指标，是对5.5.1条款要求的细化，要求了定时装置的精度。a）规定了定时装置的工作方式，允许是连续可调型的，也可以是步进设定型的；b）规定了定时的时间允差，要求取±5%或者±0.5s中的较大值；c）规定了时间重复性，取±2%或者±0.2s的较大值；d）是针对电源电压的规定，此条款还适用于电源电压在额定电压±5%范围内变化或者是制造商指定的电源电压范围内的情况。

📖 条款

5.6 调合

用调合器对制造商所推荐的任何合金粉或胶囊进行调合时，用制造商所推荐的最少调合时间，应能够使合金完成汞齐化。

☞条款解读

此条款是要求用调合器对制造商所推荐的任何合金粉或胶囊进行调合时，用制造商所推荐的最少调合时间，使合金完成汞齐化。其实就是对制造商声称对指定用料在推荐最少调合时间下能使合金完成汞齐化这一功能的证明。会依据制造商在说明书中规定的情况进行验证。

📖 条款

5.7 稳定性

在制造商推荐的最长工作时间内，以任何频率运行时，机器在玻璃面上的移动距离不应超过5mm。

☞条款解读

此条款是针对银汞调合器在制造商推荐的最长工作时间内，以任何频率运行时（测试时一般会选择最大工作频率），机器在玻璃面上的稳定性，要求其移动距离不应超过5mm。显然，如果移动距离过大，会造成安全隐患。标准要求移动距离不应超过5mm，对实际的产品而言，这个距离当然是越小越好。

📖 条款

6 取样

检测机构应能独立获取试验用的装置，包括调合器、胶囊以及合金粉。应记录样品的名称、描述和生产批号。

☞条款解读

此条款是针对检测机构在取样方面的要求。规定了委托方应提供的受试装置，应包括调合器、胶囊以及合金粉，也不仅限于此。还要求了检测机构应记录样品的名称、描述和生产批号等信息。

📖 条款

7 试验方法

7.1 试验条件

7.1.1 概述

将调合器置于盘中以防止汞溢出，试验温度为（23±2）℃。调合器内的胶囊应被放置于制造商推荐的位置上。

胶囊内应装有（600±2.5）mg 的合金粉末。不得使用杵。使用制造商推荐的底座或支承装置，将调合器置于牢固支撑的光滑、平整的水平玻璃面上。

☞条款解读

此条款对试验条件进行了规定，要求了试验环境，测试时调合器内胶囊的位置，胶囊内合金粉末的质量，以及应使用制造商推荐的底座或支承装置，将调合器置于牢固支撑的光滑、平整的水平玻璃面上等。

📖 条款

7.1.2 电源

电源电压应在额定电压的±1%范围内。若给出了电源电压范围，电压应被设置为规定范围中间值的±1%，或者，如适用，为标称试验电压值的±1%。应持续记录电源的频率和电压。如果在电源频率变化大于±0.1Hz 或电压超过限值的情况下导致试验出现不合格，试验结果应被视为无效并重新进行试验。

☞条款解读

此条款规定了试验时电源电压和电源频率的要求。测试机构应使用计量过的稳压源进行供电。

📖 条款

7.2 电气安全试验

按 GB 4793.1—2007 的规定。

☞条款解读

此条款规定了银汞调合器执行的电气安全标准 GB 4793.1—2007《测量、控制和实验室用电气设备的安全要求　第 1 部分：通用要求》，应按照 GB 4793.1—2007 中指定的试验方法进行。

📖 条款

7.3 目力检查

通过目力检查，以确定调合器是否符合本标准的规定。

☞条款解读

此条款规定用目力检查，以确定调合器是否符合本标准5.2机械安全的规定。

📖 条款

7.4 胶囊振动频率

7.4.1 仪器

采用合适的非接触式仪器测定振动频率。

☞条款解读

此条款规定了测试振动频率的试验仪器，应该是合适的非接触式仪器。

📖 条款

7.4.2 试验程序

按5.3要求测定振动频率前至少2h不要启动机器。

☞条款解读

此条款规定了受试设备在测试5.3条款前，应至少2h不要启动机器。

📖 条款

7.4.2.1 固定频率调合器

根据7.1所规定的试验条件，测定调合器的振动频率。在全部的测试中，应从启动1s后测试。

进行3次测试，取3次的平均值作为测量结果。

☞条款解读

此条款规定了固定频率调合器测试振动频率的试验方法。方法中要求进行3次测试，取3次的平均值作为测量结果。

📖 条款

7.4.2.2 可变频率调合器

根据7.1所规定的试验条件，测定调合器的振动频率。

在调合器给定的频率范围内，取两个端点和中点附近的一点作为测量点，由低至高分别设定为1、2和3点，并按上升、下降的顺序：1→2→3、3→2→1……从上端和下端两个方向调向设定点。上下两端的位置，是指经过校准的或者有刻度指示的位置，而不是可调旋钮两端的极限位置。

取5次测定值的平均值（精确到0.1Hz）作为每一测定点的实测值。根据实测值与设定的标称值之差来确定精确度。

☞条款解读

此条款规定了可变频率调合器测试振动频率的试验方法。要求取调合器给定的频率范围内的两个端点和中点附近的一点作为测量点，即通常的高、中、低三个频率点作为测试点，其中需要特别指出的是上下两端的位置，是指经过校准的或者有刻度指示的位置，而不是可调旋钮两端的极限位置。方法中还要求取5次测定值的平均值（精确到0.1Hz）作为每一测定点的实测值。

📖 条款

7.5 胶囊的振动幅度

7.5.1 仪器

需要用到下列仪器：

a）高亮度照明灯，例如钨丝灯；

b）能测定胶囊振动时两个端点间距离的工具，如游标卡尺，测高计或者是校准摄影系统等。

☞条款解读

此条款规定了测试胶囊的振动幅度需要用到的仪器设备。

📖 条款

7.5.2 试验程序

正常工作条件下，在胶囊接近中点的部位做一标记，垂直于测量而得的工作长度。将装有（600±2.5）mg合金粉的胶囊装入调合器内，此时，标记位于振动的平均半径上，将会获得如3.3所述的振幅测量结果。启动调合器，用强光源［7.5.1a)］照射胶囊上的测量标记，以确定标记两个端点间的距离，测量时精确到1mm。将在7.1.1和7.1.2所述条件下测定的振幅作为3.3和5.4的振幅试验的参考值。

在所有的测试中，都在定时器启动1s后测量。

☞条款解读

此条款规定了测试胶囊振动幅度的试验程序。

📖 条款

7.6 定时控制

7.6.1 仪器

需使用精度为0.02s的计时器。

☞条款解读

此条款规定了定时控制需要用到的仪器设备。

📖 条款

7.6.2 试验程序

选定时器定时范围的10%、40%、70%和100%处作为测量点，测量定时器的定时精度和重复性。如果定时器分度盘上没有这些点的精确值，则选最接近这些值的4个点作为测量点。

对4个测量时间点，每一时间点都测量5次，而且每次都是按上升、下降的顺序分别从不同的方向调向设定点。

取5个测量值的平均数，四舍五入精确到0.1s作为每一测量点的实测值。根据实测值与标称值之差来确定精确度。通过比较每一记录值与实测值来确定是否符合重复再现性（5.5.2）要求。

☞条款解读

此条款规定了测试定时控制的详细试验程序。要求应选定时器定时范围的10%、

40%、70%和100%处作为测量点，并对4个测量时间点，每一时间点都测量5次，而且每次都是按上升、下降的顺序分别从不同的方向调向设定点，并取5个测量值的平均数，四舍五入精确到0.1s作为每一测量点的实测值。根据实测值与标称值之差来确定精确度。测试结果应符合5.5.2的要求。

条款

8 使用说明书

每一包装内都应附有使用说明书。说明书应以中文出现，至少包括下列信息：

a）标志　调合器的型号类型、型号编码或其他标示，例如用于明确区分调合器与制造商制造的其他现有或曾经有的型号的有关标示，根据本标准规定所划分的调合器类型，以及制造商的名称和地址；

b）用户维护　推荐的装填以及（如适用）清洗步骤，包括对溅出水银进行补充的步骤，附有任何有关部件的文字标识或图表的用户维护表，例如机器分拆图；

c）其他维护　服务机构的清单，或者是如何获得服务的信息；推荐的维护周期（若有）；

d）胶囊要求　由制造商确定和推荐的适用于合金以及胶囊的推荐时间和速度要求；

e）使用限制　关于正常使用的限制，例如电源电压、工作周期或者连续运行的持续时间（若有）；

应通过目力检查是否符合上述使用说明书的要求。

条款解读

此条款规定了齿科银汞调合器使用说明书的要求，要求每一包装内都应附有使用说明书。说明书应以中文出现，至少包括下列信息：a）标志、b）用户维护、c）其他维护、d）胶囊要求、e）使用限制以及相应的具体要求，但不仅限于此，这些只是最低要求，同时还应该满足法律法规和其他适用标准中相应的要求。

条款

9 包装

调合器应被妥善包装，以避免在正常运输和贮存过程中造成损坏。

条款解读

此条款规定了调合器包装的要求，目的是要保证产品在正常运输和贮存过程中不能造成损坏。

条款

10 标识

10.1 标识的符合性

应通过目力检查是否符合10.2和10.3的标识要求。

10.2 调合器

下列信息应被长久清晰地标识于调合器上：

a）生产商名称或注册商标及其地址；

b）品牌，如有；

c）型号和序列号；

d）按本标准划分的调合器类别；

e）电源要求。

10.3 包装

包装应被清晰标识如下，并且应以中文出现：

a）生产商和供应商的名称或注册商标及其地址；

b）品牌，如有，以及产品描述；

c）型号和序列号；

d）按本标准划分的调合器类别（见第 4 章）；

e）电源要求（电压、频率等）。

☞条款解读

此条款规定了银汞调合器标识的要求。规定了应通过目力检查是否符合 10.2 和 10.3 的标识要求。10.2 规定了所列信息应被长久清晰地标识于调合器上，10.3 规定了所列信息应被清晰标识在包装上，并且应以中文出现。

5. YY/T 0273—2009 执行中的常见问题

通过在检测过程的统计分析，产品在执行 YY/T 0273—2009 中的常见问题如下：

（1）胶囊的振动频率无法满足 5.3 的要求；

（2）胶囊的振动幅度无法满足 5.4 的要求；

（3）产品的使用说明书无法满足第 8 章的要求；

（4）产品的标识无法满足第 10 章的要求。

其中，（1）和（2）中的胶囊振动频率和振动幅度是银汞调合器的主要技术指标，对胶囊中银粉与汞充分混合反应形成汞齐膏体的质量产生重要影响，这对产品本身的转动电机、偏心装置以及摆动装置的准确性和稳定性要求较高，能够满足标准条款的要求；（3）是对说明书的要求，说明书中应至少包括标准所要求的内容，常见问题是信息不全、漏掉了一些要求的信息；（4）是对标识的要求，包括了调合器机身上和包装上的标识，都应该把相关信息标记齐全，这能给使用者正确操作提供重要帮助。

第 8 章　银汞合金分离器

一、产品介绍

（一）概述

银汞合金分离器（amalgam separators）是一种牙科设备，用来截留从牙科治疗中心排出的废水中所携带的银汞合金微粒，以减少银汞合金微粒的数量，从而减少进入下水道系统的银汞合金含量。

银汞合金分离器可作为一个部件配备在牙科治疗机上，也可作为独立的装置与牙科治疗中心的废水排放系统连接使用。

YY/T 1043.1《牙科治疗机》行业标准中有规定治疗机应能够在废物排放系统中配置或连接一个银汞合金分离装置。YY/T 0905.1—2016《牙科学场地设备　第 1 部分：吸引系统》标准中也提到银汞合金分离器的要求。

（二）产品分类

1. 按分离方法分类

银汞合金微粒的分离可使用离心法、沉淀法、过滤法，或任何这些方法的组合。银汞合金分离器系统按分离方法分为以下类型：类型 1——离心式；类型 2——沉淀式；类型 3——过滤式；类型 4——类型 1、2 和 3 的任意组合。

本分类方法适用于所有银汞合金分离器，不管银汞合金分离器是包含在每个牙科治疗中心，还是作为一个或几个牙科治疗中心的中央银汞合金分离器。

2. 按电气安全分类

如果银汞合金分离器是电动的，且连接后构成牙科治疗机整体的一部分，则应符合 GB 9706.1 标准的要求。

分离器在位置上远离牙科治疗机：

①若有电气连接，则应符合 GB 9706.1 标准的要求；

②若无电气连接，则应符合 GB 4793.1 标准的要求。

（三）基本结构

离心式银汞合金分离器是目前市场上的主流，过滤式银汞合金分离器一般是组合到其他类型的分离器中，单一沉淀式分离器很少作为成品来生产。

1. 离心式银汞合金分离器的基本结构

主要由进水口、电机、离心分离机、泵、出水口、收集器等组成。

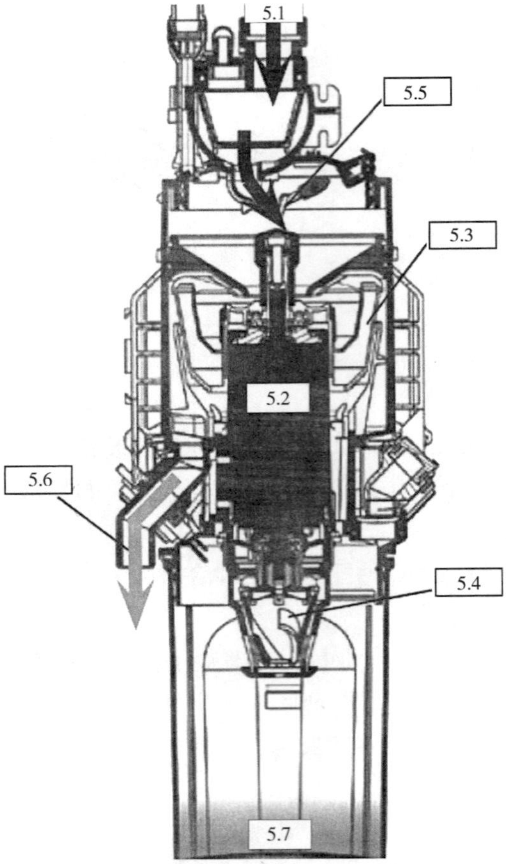

图 8 – 1　离心式银汞合金分离器结构图

如图 8 – 1 所示：5. 1 为进水口，5. 2 为电机，用以驱动 5. 3 离心分离机和 5. 4 泵，5. 5 为传感器，5. 6 为出水口，5. 7 为收集器。

离心电机一般设有一个进水口和一个出水口，主要通过电机高速运转，利用离心机转子高速旋转产生强大离心力，加快液体中颗粒的分离。

收集器是银汞合金分离器的一部分，用于收集已分离的银汞合金废物，便于回收利用。

2. 过滤式与沉淀式组合的银汞合金分离器的基本结构

主要由水气分离器、过滤器、收集器等部件组成。水气分离器是将吸引系统中的气体与液体分离，液体流入收集器中。过滤器是将牙科治疗时产生的污水中含有的重金属过滤出来。

（四）基本原理

1. 离心式银汞合金分离器的基本原理

通过吸引系统将牙科治疗时产生的污水抽吸到离心式分离器中，离心式分离器由离心电机高速运转，利用离心机转子高速旋转产生的强大离心力，加快液体中固体颗粒的沉降速度，把重金属中不同沉降系数和浮力密度的物质分离开。分离后的重金属集中到收集器中，此重金属收集器为一次性使用，收集满后需要进行更换，再根据国家有关规定进行回收和处理。

2. 过滤式与沉淀式组合的银汞合金分离器的基本原理

通过吸引系统将牙科治疗时产生的污水抽吸到银汞合金分离器的水气分离器中进行气体与液体分离。液体流入到重金属收集器中，然后通过吸引系统将污水抽吸排放到下水道中，其重金属通过过滤器和沉淀法沉淀到收集器中。

（五）产品现状

近年来由于口腔医学的发展，口腔治疗中产生的各种污染引起人们的关注，尤其是口腔治疗中使用的包含重金属元素材料引起的污染。对此，国外学者进行了大量调查研究，主要针对减少口腔治疗过程的含有毒重金属（银汞及汞）的废水排放及污染问题。研究取得初步成效，银汞合金分离器的应用使得废水中重金属含量减少，对保护环境产生巨大影响。

中国口腔医疗卫生事业的迅速发展，导致牙科诊所剧增，且集中建于居民住宅区周围，大量诊所在没有经过处理的情况下直接把医疗废水排放入居民生活污水池，尤其在银汞合金的安置与去除的过程中，会产生大量含有银汞合金和未完全汞齐化的元素汞废水。据调查，汞在水环境中分别以颗粒态的汞化合物、溶解态的 HgO、溶解态的 Hg^{2+} 以及有机汞的形式存在。过去认为牙科废水中的汞绝大多数是以汞齐的形式存在的，因此其生物可利用性很低，一般不会对环境造成危害。但近年来，牙科废水导致的汞排放逐渐引起了广泛的注意，这不仅是由于废水中的汞含量很高，而且研究发现废水中的汞可以经微生物利用后形成剧毒甲基汞。

牙科诊所在最大程度满足人民群众口腔医疗保健需要的同时，也对人群密集区产生了极大隐患，银汞合金随意排放使每一个口腔诊所成为重要的污染集散地，诊所周围的土壤、空气甚至是地下水都可能受到严重的污染，威胁社区人民健康。根据德国报道，牙科治疗中大约占 46% 的调和出来的重金属作为填充物填入牙齿，而其余材料则成了废料被丢弃。1997 年在西雅图和波士顿的报告中，从口腔科治疗机和医用负压抽吸机附近取得的一些研究样本发现，样本里水银含量占污水处理厂里废水中水银总含量的 8% ~14%。因此对牙科银汞合金污染的控制迫在眉睫。

国内关于水处理及重金属处理的研究涉及方方面面，处理含汞废水的常用方法有化学沉淀法、吸附混凝法、离子交换法、活性炭吸附法、金属还原法、微生物法等。目前国外有些地区如德国、瑞典、丹麦等发达国家都强制个体诊所、大型口腔医院、实验室等必须安装符合标准要求的银汞合金分离器，而我国作为发展中国家，银汞合金分离器的安装基本为零。这应引起各方的关注，对排放进入牙科污水管道的银汞合金废水进行处理，使之符合 GB 18466—2005《医疗机构水污染物排放标准》的要求。

二、YY 0835—2011《牙科学　银汞合金分离器》标准解读

（一）标准简介

YY 0835—2011《牙科学　银汞合金分离器》规定了用于与牙科治疗中心的牙科设备相连的银汞合金分离器的要求和试验方法；规定了基于实验室试验的以银汞合金被截留水平为依据的银汞合金分离器的效率，以及确定该效率的试验步骤；并规定了银汞合金分离

器的安全运行要求、标志要求、使用说明要求、操作与维护要求。

本标准的制定与发布，对控制牙科治疗中心废水排放中的银汞合金含量，规范排放标准具有重要的环保意义。同时对调整我国牙科产业的结构，促进产品进步是大为有利的。

本标准未对银汞合金分离器的形式作出规定，而是规定了以“银汞合金截留水平”为依据的银汞合金分离器的效率，这对我国企业实施本标准带来了一定的选择空间。

本标准修改采用 ISO 11143：2008《牙科学　银汞合金分离器》（英文版），其与英文版的差异主要见表 8－1：

表 8－1　YY 0835—2011 与 ISO 1143：2008 的差异

本标准章条编号	ISO 11143：2008 章条编号	差异及原因
前言	前言	按 GB/T 1. 1—2009 给出的规则起草
引言	引言	加入了银汞合金分离器与牙科治疗机配合使用形式的说明
2	2	根据目前国内医用电气设备安全要求执行的情况，用 GB 9706. 1—2007（IEC 60601－1：1988＋A1：1991＋A2：1995，IDT）代替 IEC 60601－1：2005； 其他引用的国际标准，若已转化为我国标准，则将引用的国际标准号替换为相应的国家或行业标准号，并注明采用关系
3	3	为便于使用，术语和定义章中重复列出了 GB/T 9937 的部分术语和定义（见 3. 4～3. 6）
9. 3. 2. 2	9. 3. 2. 2	为便于使用，参考中华人民共和国药典加入了质量恒定的说明

（二）标准解析

1. 主要技术要求及试验方法

YY 0835—2011《牙科学　银汞合金分离器》第 5 章对银汞合金分离器的技术要求和安全要求做了规定，第 9 章是对应的试验方法，第 10 章至 12 章是对试验报告、说明书、标记等内容的要求。在进行第 9 章的试验前，我们必须了解第 7 章中对试验装置的要求和第 8 章对试验用测试样品的规定。

YY 0835—2011《牙科学　银汞合金分离器》中规定了一项重要的技术要求：银汞合金分离器效率应≥95%。标准的引言中讲解了银汞合金分离器效率的试验原理：把从银汞合金分离器中排出的水收集到一个容器中，再把这些含有银汞合金分离器没有截留住的银汞合金微粒的水通过一组已知重量的过滤器，然后把收集有银汞合金微粒的过滤器置于干燥器中，在室温下干燥至质量恒定，从而得出银汞合金分离器所收集微粒的总重量，确定其收集效率。

（1）标准第 7 章是对试验装置的要求。

试验装置，如下图所示：

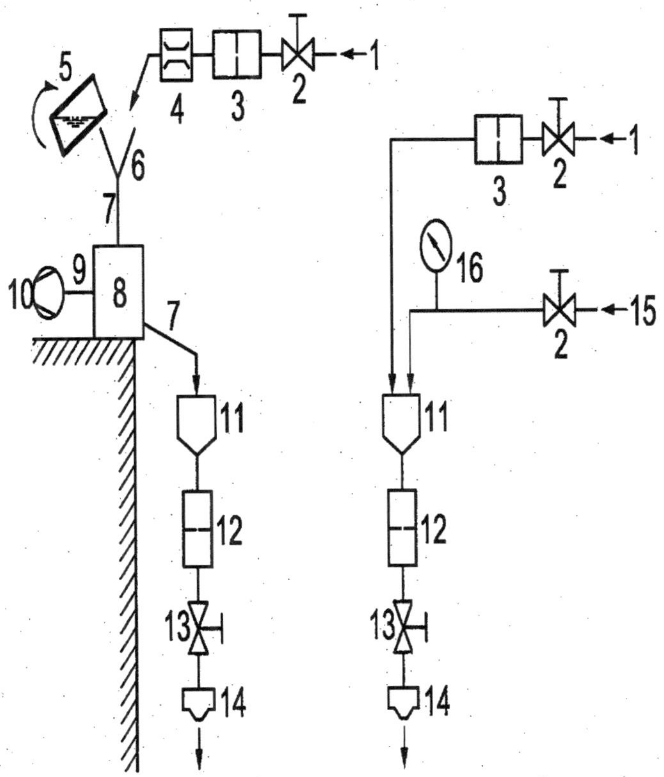

说明：

1. 进水；
2. 开/关阀；
3. 筒式水过滤器；
4. 流量计；
5. 测试样品；
6. 输送漏斗；
7. 透明连接软管；
8. 银汞合金分离器（被检样品）；
9. 真空连接管（可选）；
10. 抽气机（可选）；
11. 废水收集器；
12. 膜式过滤器组件；
13. 开/关阀；
14. 排水管；
15. 压缩空气；
16. 压力计。

图 8－2　测量银汞合金分离器效率的试验装置

图 8－2 由左右两部分组成，左边的图大致说明了效率试验的原理，右边的图说明了废水收集器的水通过膜式过滤器组件时的情况，因为膜式过滤器组件的孔径非常小，废水通过时会比较困难，为了使废水能充分通过，这时需要一个外源气压（压缩空气）。

图 8－2 中的各部分组件要求见条款 7.1.1～7.1.8：

条款

7.1.1 进水，流过一个筒式水过滤器（7.1.2），且此后的水称为经过滤的自来水。

7.1.2 筒式水过滤器，聚丙烯材料，标称过滤器孔径为1μm。

7.1.3 流量计，实验室用，适合测量银汞合金分离器制造商所规定的最大水流量，且全量程内的误差为±5%。

条款解读

从7.1.1~7.1.3可以看出整个试验用水应是满足要求的过滤自来水，且因为第9章的试验要求，此过滤自来水的流速也应有控制，控制调节以满足银汞合金分离器制造商所规定的最大水流量和银汞合金分离器制造商所规定的最小水流量要求。

条款

7.1.4 样品输送漏斗，玻璃或不锈钢材料，漏斗内壁抛光，底部出水口口径与银汞合金分离器的入水口口径相同。

条款解读

样品输送漏斗是测试样品和试验用水进入银汞合金分离器前会合的部件。

条款

7.1.5 银汞合金分离器，被检样品。

条款解读

银汞合金分离器，试验时要按制造商的安装说明进行安装，在整个试验期间应能工作正常。

条款

7.1.6 两根透明软管，塑料材料，最小壁厚5mm，软管内壁表面光滑。可分别用于连接：

a）样品输送漏斗的出水口与银汞合金分离器的入水口，且透明软管的内径与输送漏斗的出水口的外径相同；

b）银汞合金分离器的出水口与废水收集器，且透明软管的内径与银汞合金分离器的出水口的外径相同。

7.1.7 废水收集器，不锈钢材料，容器内壁抛光，经证实能承受至少2×10^5 Pa（2bar）的压力，具有下列特性：

a）最小容量45L；

注：废水收集器的容量取决于最大水流量下所允许的水量（参见9.3.2）。

b）带开/关阀的已过滤的自来水入口；

c）带开/关阀的压缩空气入口；

d）压力计，压力测量范围0~2×10^5 Pa，全量程内的允差为0.6%；

e）过压保护装置；

f）喷雾瓶；

g）底部出口接到过滤器组件，过滤器组件再接到带开/关阀的排水管。

☞条款解读

此处的废水收集器不是指银汞合金分离器的组成中包括的收集器，它用来收集试验期间通过分离器后排出的废水。废水收集器还有压缩空气入口和过压保护等结构，为了使废水能顺利通过7.1.8要求的膜式过滤器组件和滤纱，需加一个外力到废水收集器中。在试验时，发现除了施加压力外，提供一个吸力的方法也是可行的，其目的也是使收集器中的废水能顺利排出。

📖 条款

7.1.8 膜式过滤器组件和滤纱，例如：硝酸纤维素、聚碳酸酯。

注：内径50mm或更大的过滤器可以使过滤过程容易执行。

膜式过滤器应排列成一个过滤器组件，且应按下列由上往下的顺序放入支架中：

a）标称孔径为12μm的膜式过滤器；

b）滤纱；

c）标称孔径为3μm的膜式过滤器；

d）滤纱；

e）标称孔径为1.2μm的膜式过滤器；

f）滤纱（排水侧）；

g）支撑网。

此膜式过滤器组件应安装在废水收集器底部出水口的排水管道中。

☞条款解读

膜式过滤器组件是用于过滤经过银汞合金分离器后排出的水中仍含有的银汞合金微粒。组件有3个孔径要求，排列成使废水从较大孔径排至较小孔径的过滤器，从过滤器组件中排出来的水被认为已基本过滤掉银汞合金微粒。

（2）标准第八章是对效率试验的测试样品（银汞合金微粒组）的要求。

用于评价银汞合金分离器效率的测试样品应能反映牙科治疗中心实际排放的银汞合金微粒的大小分布情况。本标准中的测试样品是基于已经进行的牙科治疗中心排出的废水中的银汞合金微粒的粒度分布调查（见附录D）而确定的。其中微粒组1和微粒组2的质量由图8-3反映的粒度分布确定。微粒组3还应满足标准中的图2“粒径≤100μm（0.1mm）的微粒组3的测试微粒的累积质量分布”的要求。

条款8.2规定银汞合金分离器的效率试验所需的测试样品应分为三种不同粒径的微粒组：0.5mm＜粒径≤3.15mm；0.1mm＜粒径≤0.5mm；粒径≤0.1mm（100μm）。

条款的附录A详述了测试样品的制备过程。

测试时干燥的测试样品的总质量应为（10.000±0.005）g，由8.2中所述的三种规格的微粒组组成，具体如下：6.000g（60%质量分数）微粒组1的微粒；1.000g（10%质量分数）微粒组2的微粒；3.000g（30%质量分数）微粒组3的微粒。

从干燥的测试样品到测试用悬浮液的准备过程见标准8.5条款。

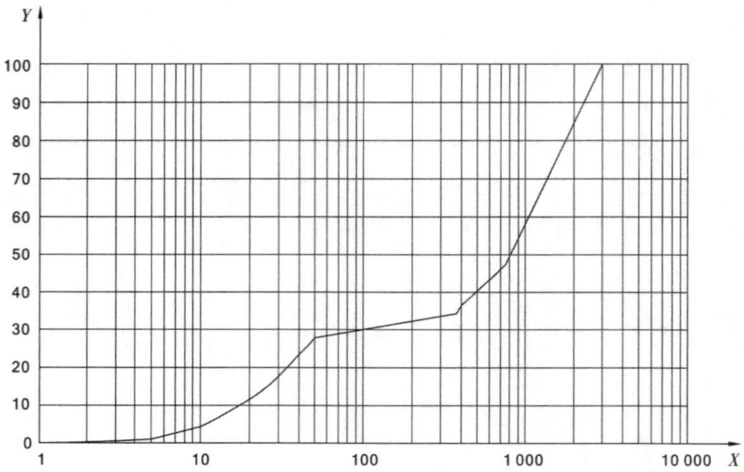

说明：X——粒径（μm）；Y——累积质量（%）

图8－3　根据美国、荷兰和德国牙科协会调查所得的牙科废水中的银汞合金的粒度分布

（3）当试验装置（第7章）和测试样品（第8章）准备好后，即可进入5.1效率对应的9.1~9.6的试验过程。

对于所有类型的银汞合金分离器，应在空载和满载条件下确定效率。在开始第一次试验时应是空载的。随后的两次试验，在同样空载的银汞合金分离器上进行。满载的情况：模拟填充银汞合金分离器95%的容量，应用1mm直径的玻璃珠将银汞合金分离器的收集器填充到70%的最大可填充容量。剩余的容量应用最大粒度0.3mm的银汞合金废料填充到95%。

所有类型的银汞合金分离器测试，在分离器空载的试验条件和满载的试验条件下，按制造商指定的最大水流量条件进行。

类型1银汞合金分离器和包括离心系统的类型4银汞合金分离器，在分离器空载的试验条件和满载的试验条件下，按制造商指定的最小水流量条件进行。

条款

9.5 效率的计算

9.5.1 空载的银汞合金分离器在两种流速下（如果需要）的效率应根据9.5.3进行计算。两种流速下（如果需要）三个试验结果的平均值应按分离度 η_1 和 η_2 进行计算。

9.5.2 满载的银汞合金分离器在两种流速下（如果需要）的效率应根据9.5.3进行计算。两种流速下（如果需要）三个试验结果的平均值应按分离度 η_3 和 η_4 进行计算。

9.5.3 效率值 η（%）应使用下列等式进行计算：

$$\eta = \frac{100\ [m_1 - (m_3 - m_2)]}{m_1}$$

式中：

m_1——符合8.3中要求的试件的质量，单位为g，精确到三位小数（参见8.5.3.1）；

m_2——效率试验前的膜式过滤器组件（7.1.8）的质量，单位为g，精确到三位小数

(参见9.3.2.2)；

m_3——效率试验后的膜式过滤器组件（7.1.8）的质量，单位为g，精确到三位小数(参见9.3.2.8)。

9.6 效率的确定

所需要的一切试验条件下的最低效率值：

a）对于类型2和类型3银汞合金分离器：η_1或η_3。

b）对于类型1和类型4银汞合金分离器：η_1、η_2、η_3或η_4。

☞条款解读

效率试验考虑了收集器空载和满载情况，并考虑了模拟汞合金分离器在实际使用时的水流量的要求。

沉淀式和过滤式银汞合金分离器在空载和满载的试验条件下测试最大水流量时的效率，因为这两种分离器在最大水流量时工作是最不利的状态。在空载和满载情况下按最大水流量各测试3次即要进行6次效率试验，分别取平均值，得到η_1和η_3，最低效率值在η_1或η_3中取值。

而离心式和含有离心系统的银汞合金分离器除了要在空载和满载的试验条件下测试最大水流量时的效率，还要在空载和满载的试验条件下测试最小水流量时的效率，离心系统的工作状况跟水流量有关，所以试验方法要考虑水流量的两个极端情况。因此这两种分离器要进行12次效率试验，分别取平均值，得到η_1、η_2、η_3或η_4，最低效率值在η_1、η_2、η_3或η_4中取值。

（4）标准5.2收集器的警告系统。

📖 条款

5.2 收集器的警告系统

银汞合金分离器应包括一个警告系统，用于指示收集器的充满程度，以便清空或更换。警告信号应在警告界限和最大收集容量达到之前被激活。

按9.7的方法进行测试。

对于类型2银汞合金分离器，如果制造商明确定义了确保银汞合金分离器正常运行的程序，并给出如11.2所述的可控的维护与回收程序，那么银汞合金分离器即满足警告系统的要求。

目测是否符合要求。

☞条款解读

收集器的警告系统用于提醒使用者注意收集器已经快要达到不能满足效率要求的水平。

沉淀式银汞合金分离器只要制造商明确地定义确保银汞合金分离器能够正常运行的操作程序，设定可控的维护和回收程序，即认为满足警告系统的要求。

（5）标准5.3收集器的报警系统。

📖 条款

5.3 收集器的报警系统

银汞合金分离器应包括一个报警系统，用于指示收集器已经达到制造商声称的最高界限，在此最高界限银汞合金分离器能够达到声称的效率。报警信号应在达到最大收集容量时被激活。报警信号应保持激活状态，直到收集器和/或过滤器被清空或更换为止。

按 9.8 的方法进行测试。

对于类型 2 银汞合金分离器，如果制造商明确定义了确保银汞合金分离器正常运行的程序，并给出如 11.2 所述的可控的维护与回收程序，那么银汞合金分离器即满足报警系统的要求。

目测是否符合要求。

☞条款解读

收集器的报警系统动作时必须更换收集器，此时报警信号应保持激活状态，直到收集器和/或过滤器被清空或更换为止。

沉淀式银汞合金分离器只要制造商明确地定义确保银汞合金分离器能够正常运行的操作程序，设定可控的维护和回收程序，即认为满足报警系统的要求。

（6）标准 5.4 银汞合金分离器故障报警系统。

📖 条款

5.4 银汞合金分离器故障报警系统

类型 1 和类型 4 银汞合金分离器的故障，且仅当类型 4 银汞合金分离器包括离心系统时，应通过激活报警系统来指示。报警系统激活期间，应不能终止此信号，直到故障被排除为止。

按 9.9 的方法进行测试。

☞条款解读

包括离心系统的分离器其电机可能发生故障，这种情况必须有一个报警系统。

（7）标准 5.5 可拆卸收集器的拆卸。

📖 条款

5.5 可拆卸收集器的拆卸

可拆卸收集器应能被容易、安全地拆卸，而不会倾倒任何容物至公共下水道系统。

注：过滤器被视为可拆卸收集器。

可拆卸收集器应能被密封，以致在搬运和运输期间不会发生泄漏或溢流。

按 9.10 的方法进行测试。

☞条款解读

这一条款是对收集器的密封要求和拆卸要求，防止操作不当造成污染。

（8）标准 5.6 可拆卸收集器的最大收集容量。

📖 条款

5.6 可拆卸收集器的最大收集容量

清空时要搬动的可拆卸收集器的最大容量应不超过 4L。

按 9.11 的方法进行测试。

☞条款解读

汞是重金属，对收集器的最大容量要求更多的是考虑收集器所引起的重量，利于收集器安装、更换和回收处理。

2. 标准使用注意事项

（1）试验装置的建立应允许全部测试用悬浮液进入银汞合金分离器。

（2）试验中过滤器组件的干燥过程可产生水银蒸汽，应注意人员防护措施。

（3）试验过程应注意含汞合金微粒废水的收集情况，注意测试用汞合金微粒的回收利用（例如用于模拟满载试验），以免测试过程引起试验室污水排放的污染。

参考文献

[1] 刘少文、林实：《口腔科银汞合金废水污染情况研究进展》，《医学研究杂志》2009年第5期。

[2] COMPACT《A8银汞合金分离器说明书》。

第 9 章　吸引系统

一、产品介绍

（一）概述

在本章中我们将讨论 YY/T 0629—2008《牙科设备　高容量和中容量吸引系统》和 YY/T 0905. 1—2016《牙科学　场地设备　第 1 部分：吸引系统》这两份标准。

吸引系统是构成齿科设备的有源部分，可以在牙科治疗机上作为一个部件连接配套使用，也可作为场地设备安装配合牙科治疗机使用。该系统在口腔治疗过程中产生气流，用于清除患者口腔内的飞沫、唾液和食物残渣，使医生能方便操作，减少患者痛苦，提高治疗效率、减少环境污染及人体交叉感染等。

传统的牙科综合治疗机在口腔治疗时会造成大量气源、水源的浪费。同时口腔治疗时患者口腔中会产生大量的水雾阻挡医生的视线，并且夹杂着口腔中的细菌和血液弥漫到治疗中心的整个空间。另外，有些喷雾会进到患者的口腔后部，医生必须中断治疗，待患者吐尽后再进行诊治，这难免会使医务人员受到感染。所以控制和减少气溶液中的微生物是口腔科操作的一个重要的流程。

而在口腔治疗时有了吸引系统，在微生物还没有散播之前就被吸引系统吸取，会大大减少口腔治疗区域中空气的微生物，还可以减少血液及打磨牙齿表面时产生的碎屑对医务人员的污染。

如果吸引系统中安装有银汞合金分离器，还可以减少治疗时所产生的银汞等重金属同污水一起排放到下水道中，对环境保护和重金属回收及处理具有深远的意义。

（二）吸引系统构成

吸引系统由成套相互关联的吸引机、空气分离器、过滤器、银汞合金分离器、防回流装置、细菌过滤器、安全阀、控制电路、管道、管道配件等部件组成。

1. 吸引机

以从牙科作业区域运输材料至排放区域为目的，利用电力传动装置进行吸引和疏通主吸引管，将管内压力降至低于大气压的装置。

吸引机即真空负压泵，是产生负压吸引的动力源，可及时将口腔治疗过程中产生的液体、粉末、气雾等污染物吸入负压系统进行处理的设备。

2. 空气分离器

用于从吸引气体中分离出固体和液体的装置。空气分离器原理有重力沉降分离、离心分离、折流分离等。

重力沉降的原理：由于气体与液体的密度不同，液体在与气体一起流动时，液体会受到重力的作用，产生一个向下的速度，而气体仍然朝着原来的方向流动，也就是说液体与气体在重力场中有分离的倾向，向下的液体附着在壁面上汇聚在一起通过排放管排出。

离心分离的原理：由于气体与液体的密度不同，液体与气体混合一起流动时，液体受到的离心力大于气体，所以液体有离心分离的倾向。液体附着在分离壁面上由于重力的作用向下汇集到一起，通过排放管排出。

折流分离的原理：由于气体与液体的密度不同，液体与气体混合一起流动时，如果遇到阻挡，气体会折流而走，而液体由于惯性，继续有一个向前的速度，向前的液体附着在壁面上由于重力的作用向下汇集到一起，通过排放管排出。

3. 过滤器

从通过的气体和液体中截取固体的装置。

4. 银汞合金分离器

一种牙科设备，用于截留牙科治疗中心排出废水中的银汞合金微粒，以减少银汞合金微粒的数量，从而减少进入下水道系统中的银汞合金含量（数量）。银汞合金分离器的具体介绍见其对应的章节。

5. 防回流装置

防止回流的装置，例如管路的切断装置或空气间隙。

6. 细菌过滤器

用于去除干燥空气中细菌的装置，其过滤级别不大于0.01μm，效率为99.99%。

7. 安全阀

允许空气进入，以限制系统真空最大值的装置。

8. 中央系统

带有至少一台吸引机的真空系统，供应多于一个装置。

9. 吸引管

吸引设备的一种管道，旨在提供各种吸引装置吸引的空气或者混杂着液体和固体的空气进入和通过以及在场地中从吸引管连接点将以上介质引向吸引机的管道。

10. 排气管

在排气管连接点和建筑外的管道末端之间的空气管路。

11. 水管

吸引装置和水管连接点之间的管路。

12. 废水管

吸引装置和（或）牙科治疗机与废水管连接点之间，用以排放废弃液体的管道。

13. 主吸引管连接点

主吸引管与吸引设备连接的位置。

14. 排气管连接点

连接到场地吸引设备排气的位置。

15. 水管连接点

水管与城市供水系统连接的位置。

16. 废水连接点

场地或建筑物中的废水管与冷凝物分离器和（或）银汞合金分离器的连接处。

（三）吸引系统分类

吸引系统按吸引的类型可分为干吸引系统、半干吸引系统和湿吸引系统。

1. 干吸引系统

干吸引系统指在空气进入吸引机前，通过空气分离器清除掉气流中的液体和固体，且分离器与吸引机是两个不同装置的吸引系统，见图9－1：

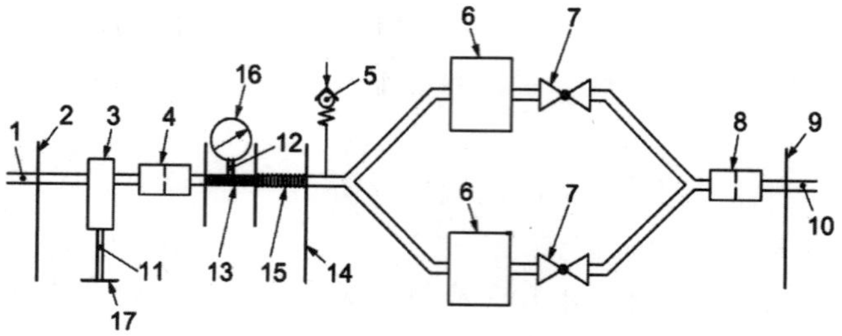

说明：

1. 主吸引管；
2. 主吸引管连接点；
3. 冷凝物分离器（可选）；
4. 细菌过滤器（可选）；
5. 安全阀；
6. 吸引机；
7. 单向阀；
8. 细菌过滤器（可选）；
9. 排气管连接点；
10. 排气管；
11. 废水管；
12. 取压点；
13. 测量段管；
14. 吸引机连接点；
15. 软管；
16. 压力计（只用于出厂试验）；
17. 废水连接点。

图9－1　干吸引系统结构示意图

2. 半干吸引系统

半干吸引系统指在空气进入吸引机前，通过空气分离器清除掉气流中的液体和固体，且分离器与吸引机被整合成一个装置的吸引系统。半干吸引系统为目前主流的负压吸引系统，见图9－2：

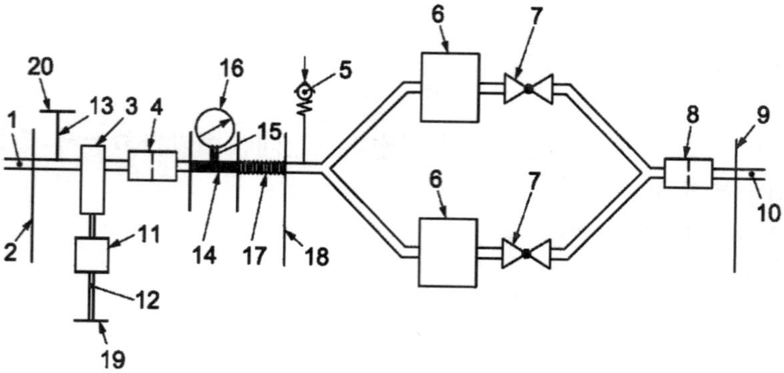

说明：

1. 主吸引管；
2. 主吸引管连接点；
3. 空气分离器；
4. 细菌过滤器（可选）；
5. 安全阀；
6. 吸引机；
7. 单向阀；
8. 细菌过滤器（可选）；
9. 排气管连接点；
10. 排气管；
11. 银汞合金分离器；
12. 废水管；
13. 水管；
14. 测量段管；
15. 取压点；
16. 压力计（只用于出厂试验）；
17. 软管；
18. 吸引机连接点；
19. 废水连接点；
20. 水管连接点。

图 9－2　半干吸引系统结构示意图

3. 湿吸引系统

湿吸引系统指在空气和液体进入吸引机前，通过过滤器清除掉气流中的固体，然后空气和液体依次分离的吸引系统。

湿吸引系统主要采用的是水环式真空负压泵，水环泵的特点是负压值高而流量小。通常用于中、小型口腔医院或私人口腔诊所，因牙科治疗机数量及治疗手术较多，主要在以抽吸液体为主的情况下使用。该湿式吸引系统最大的缺陷是需要外接自来水。

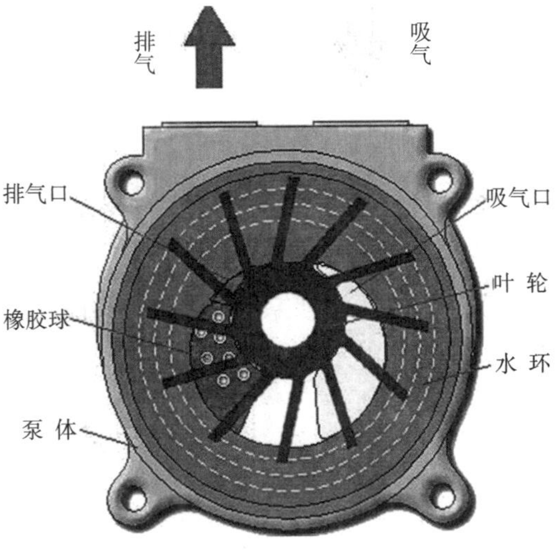

图 9－3　水环式真空负压泵工作原理图

水环式真空负压泵工作原理如图 9－3 所示：在泵体中装有适量的水作为工作液，当叶轮按图中所示顺时针旋转时，水被叶轮抛向四周，由于离心力的作用，水形成了一个泵腔形状的近似于等厚度的封闭圆环。水环的上部内表面恰好与叶轮轮毂相切，水环的下部内表面刚好与叶片顶端接触（实际上叶片在水环内有一定的插入深度）。此时叶轮轮毂与水环之间形成一个月牙形空间，而这一空间又被叶轮分成叶片数目相等的若干个小腔。如果以叶轮的上部 0°为起点，那么叶轮在旋转前 180°时小腔的容积由小变大，且与端面上的吸气口相通，此时气体被吸入，当吸气终了时小腔则与吸气口隔绝；当叶轮继续旋转时，小腔由大变小，使气体被压缩；当小腔与排气口相通时，气体便被排出泵外，因而产生高强负压值，见图9－4：

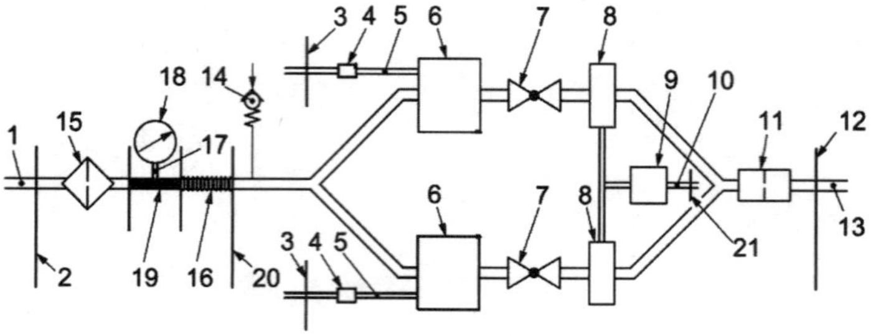

说明：

1. 主吸引管；
2. 主吸引管连接点；
3. 水管连接点；
4. 过滤器；
5. 水管；
6. 吸引机；
7. 单向阀；
8. 空气分离器；
9. 银汞合金分离器；
10. 废水管；
11. 细菌过滤器（可选）；
12. 排气管连接点；
13. 排气管；
14. 安全阀；
15. 过滤器；
16. 软管；
17. 取压点；
18. 压力计（只用于出厂试验）；
19. 测量段管；
20. 吸引机连接点；
21. 废水连接点。

图9－4　湿吸引系统结构示意图

干吸引系统、半干吸引系统和湿吸引系统的差异见图9－5：

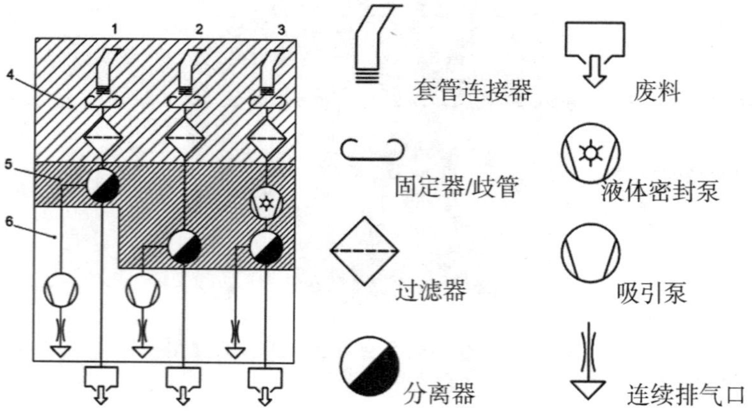

说明：

1. 干吸引系统；
2. 半干吸引系统；
3. 湿吸引系统；
4. 潮湿地带；
5. 半干地带；
6. 干燥地带。

图9－5　吸引系统示意图

（四）吸引系统基本原理

接通牙科综合治疗机的痰盂下水接口，强吸唾器和弱吸唾器与吸引系统吸气口连接（如吸引系统与多台牙科综合治疗机连接时，需要安装选位阀）。吸引系统的信号线与牙科综合治疗机预留的信号线连接，吸引系统的排水口与下水道连接，排气口安装到室外或下水道中。连接好电源线，将牙科综合治疗机的吸唾器从挂架上提起，吸引系统应自动启动并开始工作，再将吸唾器放在挂架上后，延时程序动作，吸引系统在5~10秒内停止工作，反复之，即表明吸引系统可以正常工作。

二、YY/T 0629—2008《牙科设备 高容量和中容量吸引系统》标准解读

（一）标准简介

YY/T 0629—2008《牙科设备 高容量和中容量吸引系统》标准修改采用ISO 10637：1999《牙科设备 高容量和中容量吸引系统》。

本标准适用于构成牙科设备部分的高容量和中容量吸引系统。它规定了用于牙科手术中构成牙科治疗机一部分的高容量和中容量吸引系统的性能和安全要求及其试验程序。它也包括了对制造商的使用说明书、标记和包装方面的要求。本标准的目的在于确保吸引系统的可靠运行、正常使用情况下必要的安全性以及在正常环境条件下运行。

本标准不适用于低容量吸引系统。低容量吸引系统指流量小于90L/min的吸引系统。

本标准与ISO 10637：1999《牙科设备 高容量和中容量吸引系统》的不同之处：

（1）根据目前国内牙科设备高、中容量吸引系统应用的情况，牙科综合治疗设备可以不包括吸引系统，本标准作为推荐性标准，删除ISO 10637：1999标准1范围中“该系统通常为牙科综合治疗设备整体的一部分”的表述。

（2）根据国内牙科设备高、中容量吸引系统的临床分类，删除ISO 10637：1999标准中5.3.1.2对单次手术使用的、具有独立吸引机的高容量吸引系统的要求。同时删除ISO 10637：1999标准中7.3.1.3单次手术使用的、具有独立吸引机的高容量和中容量吸引系统的试验方法。

（二）标准条款解读

1. 标准的第5节规定了对高容量和中容量吸引系统的有关要求

📖 条款

5.1 总则

本条规定了对高容量和中容量吸引系统的有关要求。其中很多都是可以被定量证实的，第7章中有详细说明。

一些要求可以通过目力检查被客观证实的。

然而，对某些要求的符合性判断，包含了有资格检测人员的主观决定。在这种情况下，一旦获取了相关研究工作的结果，就必须进行定量试验。

电气要求仅适用于电源驱动的高容量和中容量吸引系统，以及拟用于电动吸引系统的高和中容量吸引装置。但是，本标准引用的GB 9706.1—2007通用要求也适用于非电动的吸引系统和装置。

☞条款解读

5.1 总则指出了执行本标准的一些基本原则，可通过定量或客观证实要求的符合性，并且指出了电气安全适用于哪些产品。

2. 标准 5.2 是对高容量和中容量吸引系统的设计和清洗消毒方面的要求

📖 条款

5.2.1.1 高容量和中容量吸引系统的设计、结构和制造，应保证在按产品说明书进行运输、贮存、安装、使用和保养时，在正常使用和单一故障状态下，不会对患者、操作者或对周围环境造成可以预见的危险。

5.2.1.2 高容量和中容量吸引系统应有必要的强度和刚性，以承受在正常口腔治疗时产生的应力，而不致引起火灾、电击或意外伤害的危险。

5.2.1.6 患者或操作者可触及的部件和零件的边和角，应制造成不会对患者或操作者构成伤害。通过目力检查来检验是否符合要求。

5.2.1.7 指出吸引机本身要符合 GB 4706.1—2005《家用和类似用途电气设备的安全规范　第 1 部分：通用要求》标准的要求。

5.2.2 所有的外露部分和内部部件应可使用吸引系统制造商推荐的清洗和消毒剂进行清洗和消毒，且不得损坏其表面或标记。按 7.2 进行试验，7.2 指出清洗和消毒试验是按 GB 9706.1 中的 44.7 进行的。

☞条款解读

5.2.1.1、5.2.1.2 不能单靠客观评价就认为符合要求。当其满足第 5 章中的所有适用要求，这两条要求即被认为是符合的。

5.2.1.3 ~5.2.1.5 是对干系统、半干系统和湿系统的组成的要求，这几条可通过目力检查来检验是否符合要求。

3. 标准 5.3 是高容量和中容量吸引系统的性能要求

📖 条款

5.3.1.1 有整体式吸引机的高容量吸引系统

按制造商的使用说明以最大功率运行时，应有至少 250L /min 流量的气体进入最大孔操作软管的套管接头处。

在正常操作条件的最不利情况下，包括进入所有套管的流量为零时，套管接头处的最大真空压力不应超过 25kPa。

有关各方的协议应明确规定预计被连接的吸引装置的数量，以及当进行流量试验时打开的牙科治疗机的数量。

按标准 7.3.1.2 进行试验。

☞条款解读

①标准明确了气体流量、真空压力的测试部位为“最大孔操作软管的套管接头处”。②测试条件为“制造商规定的最大功率下”。③测试流量时，任何附加的操作软管应为畅通无阻的或关闭的；测量真空压力时，应依次测量每一可操作软管接头处的最大真空压力，并且封闭所有其他的操作软管以便禁止空气进入，测量仪器与套管接头之间的连接装

置应无泄漏。④吸引机的技术参数决定了被连接的吸引装置的数量，以及进行流量试验时打开的牙科治疗机数量，因此有关各方的协议应明确规定吸引装置数量和牙科治疗机数量。

📖 条款

5.3.1.2 有中央吸引机的高容量吸引系统

按制造商的使用说明以最大功率运行时，应有至少250L/min流量的气体进入最大孔操作软管的套管接头处。

在正常操作条件的最不利情况下，包括闭合套管接头使其流量为零时，任一操作软管的套管接头处的最大真空压力不应超过25kPa。

按标准7.3.1.3进行试验。

☞条款解读

试验方法中“用合适吸引装置连接部件直径的管道，将吸引机连接至单一吸引装置，管道长度应刚好连接吸引机和吸引装置”，因为管道长度会影响套管接头处的最大真空压力，因此管道长度应刚好连接吸引机和吸引装置。

📖 条款

5.3.1.3 符合制造商规定真空度的高容量吸引装置

当在连接部分使用并维持制造商规定的真空度，并且吸引装置按制造商的正常使用说明运行时，应有至少250L/min流量的气体进入最大孔操作软管的套管接头处。

在正常操作条件的最不利情况下，包括闭合套管接头使其流量为零时，套管接头处的最大真空压力不应超过25kPa。

按7.3.1.4进行试验。

☞条款解读

试验方法中“合适的吸引源”，应理解为能使套管接头处的气体流量至少为250L/min、最大真空压力不应超过25kPa。

📖 条款

5.3.2 中容量吸引系统

中容量吸引系统应能在未接套管的接头处产生至少为90L/min流量的气体。

在正常操作条件的最不利情况下，包括闭合套管接头使其流量为零时，任一操作软管的套管接头处的最大真空压力不应超过25kPa。

若是中央吸引系统，当全部连接装置都处在工作状态时，应确保每一连接装置都符合上述要求。

有关各方的协议应明确规定预计被连接的齿科装置的数量，以及当进行流量试验时打开的牙科治疗机的数量。

按适用的7.3.1的子条款进行试验。

☞条款解读

①标准规定了中容量吸引系统气体流量的测试部位为“未接套管的接头处”。②标准5.3.1中子条款的标准解读适用于中容量吸引系统。

4. 标准5.4 空气分离器

📖 条款

5.4 空气分离器

应要求对空气分离器进行最低限度的简单维护。

☞条款解读

制造商提供的随机文件中应有对空气分离器的维护方法、周期等的描述。

5. 标准5.5是对高容量和中容量吸引系统的附件的要求

📖 条款

5.5.1 套管接头

高容量吸引系统的套管接头应具有（15±1）mm的标准内径，或最窄处的尺寸为（11±1）mm。装配的尺寸由制造商规定。

中容量吸引系统的套管接头，应在最窄处具有至少9mm的标准内径。

应通过测量仪器来检验是否符合要求。

套管接头应让套管可方便地到达患者口腔的任一部位，且不会造成软管变形。

☞条款解读

本条款是对接头内径的要求，可通过测量仪器来检验是否符合要求。套管接头的设计也要方便连接套管，并不会造成套管变形。

📖 条款

5.5.2 操作软管

操作软管的内部应光滑、柔韧和不可折。操作软管应能承受25kPa的真空压力。操作软管应能使用制造商推荐的清洗方法和消毒剂进行清洗和消毒，并且便于卫生处理操作。

☞条款解读

本条款除了进行目测检查、触摸检查外，还要使操作软管内加入25kPa的真空压力来进行试验。操作软管清洗和消毒参照7.2进行试验。

📖 条款

5.5.3.1 干和半干系统的过滤器

若制造商禁止大于规定尺寸的固体废物进入空气分离器，吸引系统应包括一个被放置于操作软管和分离器之间的过滤器。过滤器的滤网孔径大小应由制造商规定，并且写入随机文件中。

干和半干系统的过滤器应被放置于空气分离器之前，以方便维修时拆除。

5.5.3.2 湿系统的过滤器

湿系统的过滤器应被放置于吸引机之前，以便方便维护时拆除。

过滤器的滤网孔径大小应由制造商规定，并且写入随机文件中。

通过目力检查来检验过滤器的位置是否符合要求。

☞条款解读

5.5.3.1和5.5.3.2通过目力检查来检验过滤器的位置是否符合要求，并要检查随机文件是否有规定过滤器的滤网孔径大小，还要检查滤网孔径的证明文件是否与规定一致。

6. 标准5.6 噪声水平

📖 条款

5.6 噪声水平

使用牙科治疗机制造商推荐的套管，高容量和中容量吸引系统通过连接套管产生的A计权噪声水平，在距离套管接头0.5m处应不大于60dB。

按7.3.2 进行试验。

☞条款解读

注意测试时要使吸引系统工作在最大噪声情况下。

7. 标准5.7 废物处理

📖 条款

5.7 废物处理

吸引系统产生的任何废物应按国家有关规定进行处理。

☞条款解读

为防止吸引系统产生的废物污染环境，制造商提供的随机文件中应有符合国家规定废物处理的方法。

8. 标准5.8 电气要求

5.8 单独列出 GB 9706.1—2007 中的部分条款的要求，而一般型式试验均会对 GB 9706.1 进行全项目检验。

9. 其他要求

条款的第8节是对制造商提供的信息的要求，第9节是对高容量和中容量吸引系统外部标记、内部标记、控制器件标记等的要求，制造商一定要重视，因为信息和标记经常会出现不符合要求的情况。

三、YY/T 0905.1—2016《牙科学　场地设备　第1部分：吸引系统》标准解读

（一）标准简介

YY/T 0905.1—2016《牙科学　场地设备　第1部分：吸引系统》修改采用 ISO/TS 22595-1：2006《牙科学　场地设备　第1部分：吸引系统》，它与 YY/T 0905.2—2013《牙科学　场地设备　第2部分：压缩机系统》共同组成了牙科学场地设备的系列标准。

压缩机系统我们将在另一章节讨论。而 YY/T 0905.1—2016《牙科学　场地设备　第1部分：吸引系统》与 YY/T 0629—2008《牙科设备　高容量和中容量吸引系统》之间的联系和区别我们将会在第四节中说明。

YY/T 0905.1—2016 标准规定了范围：

（1）本部分适用于场地中的牙科吸引设备。吸引设备包括吸引机、银汞合金分离器、过滤器、阀门、管道、管道配件。这些设备用于做 YY/T 0629—2008 中规定的牙科设备的吸引源。

（2）本部分给出了牙科吸引设备的性能、试验方法和排气要求。

（3）本部分仅限于吸引管连接点之后的吸引系统的性能。

（二）标准条款解读

1. 标准的第3章规定相关的术语和定义

条款

3.15 场地

用于牙科治疗的设备或设施所安装的位置，可以是一个治疗室或治疗室以外的房间或区域。

条款解读

可以理解为设备安装在哪里，哪里就是场地，即“场地”不一定必须在患者环境或者治疗室内，也可以是远离患者的其他房间或区域。

虽然该系列标准中并未对场地设备做明确的定义，但对其包含的设备种类做了一些阐述，其中在引言部分中指出了“本系列标准适用于场地环境中的牙科吸引设备、压缩机设备和其他设备以及其工作条件。其他设备包括空气调节设备、加热设备、热水设备以及可能安装在场地中的各种设备”，那么我们可以认为场地设备即包括了牙科吸引设备、压缩机设备和其他设备。

条款

3.19 吸引机特性曲线

吸引机流速与负压之间的曲线。

条款解读

制造商应给出吸引机的特性曲线，为标准5.3.1、5.3.2中计算系统流量提供依据。

2. 吸引系统中各设备的电气安全要求

因为吸引系统中包含的设备并不全部为医用电气设备，而且其安装环境不同，所以可根据实际情况选择其应符合的电气安全标准。如吸引机安装在牙科治疗机的旁边，或者在患者环境中（距患者不足1.5米的空间内），则我们通常要求其符合GB 9706.1《医用电气设备　第1部分：安全通用要求》的规定；但是，如果为减少治疗过程中的噪声给患者带来的不安等因素，一台或多台吸引机安装在单独的房间，那么其安全要求可以符合GB 4793.1《测量、控制和实验室用电气设备的安全要求　第1部分：通用要求》的规定。然而，一般来说安装环境与医疗机构的整体规划有关，因此，在产品注册过程中，为了保证产品的通用性，制造商不会规定其必须安装在患者环境中或患者环境外，那么推荐其规定相关产品符合GB 9706.1的相关要求。

3. 标准5.2是对吸引系统的一般要求

条款

5.2.2 吸引设备

整套吸引设备应能承受1.5倍于25kPa的最大允许真空度（如YY/T 0629—2008中5.3.2所述），并无爆裂。

☞条款解读

标准中没有对应此要求的检测方法。针对此项测试，我们一般使设备在安全阀失效的单一故障状态下工作，在吸引系统内产生37.5kPa的真空度，持续工作一段时间后，观察是否有爆裂的情况发生。

📖 条款

5.2.6 水管

管道内径、配件和材料应按制造商的说明书和地方规定进行安装。

吸引设备应通过软管与水管相连。

采用目视法进行测试。

☞条款解读

水管材料不能对水质产生污染，不会对人体产生危害，应符合地方规定。

📖 条款

5.2.8 防回流装置

若系统使用城市用水作为湿吸引机、清洗吸引或废水管以及空气分离器的用水，则应在城市供水系统连接点处安装一个防回流装置，或保留至少20mm的空气间隙。

按6.7的方法进行测试。

☞条款解读

该条款提出了防回流装置，是为了防止吸引系统产生的污水、废水倒流至城市用水系统，从而污染城市用水。

📖 条款

5.2.15 单向阀

具备两台或更多吸引机的系统，应在每个吸引机的吸入口安装一个单向阀，以防止系统通过任何一台未工作的吸引机吸气。

按制造商的要求和推荐，并采用目视法进行测试。

☞条款解读

安装单向阀能有效地防止两台吸引机不同时停止工作时出现的抽气现象。

📖 条款

5.2.17 安全阀

安全阀应能在所有吸入口闭合时将最大真空值限制在25kPa。此要求对YY/T 0629—2008规定的高容量、中容量吸引系统适用。

按6.4的方法进行测试

☞条款解读

YY/T 0629—2008中规定高容量、中容量吸引系统任一操作软管的套管接头处的最大真空压力不应超过25kPa，安全阀的限值确保了高容量、中容量的最大真空压力不超过YY/T 0629—2008的要求。

4. 标准5.3对吸引系统性能的要求

条款

5.3.1 单台牙科治疗机

高容量吸引系统（YY/T 0629—2008中5.3.1）中的吸引机在吸引连接点处产生的气流速应能保证牙科治疗机的每个套管接头处的流速至少为250L/min。中容量吸引系统（YY/T 0629—2008中5.3.2）中的吸引机在吸引连接点处产生的气流速应能保证牙科治疗机的每个套管接头处的气流速至少为90L/min。

按6.3的方法进行测试。

5.3.2 多台牙科治疗机

对具有6个或以上吸引装置的医疗机构，各方协议应明确规定预计连接的吸引机和牙科治疗机的数目，以及为计算吸引管连接点处流速所需同时运行的牙科治疗机数目。

5.3.3 利用率

对于仅连接了1个或2个吸引装置的吸引系统，利用率应为100%；

对于连接了3~6个吸引装置的吸引系统，利用率应至少为60%。

按照6.2、6.3和6.4的方法进行测试。

条款解读

（1）标准中给出的测试方法是通过连接件连接真空计到测量段管取压点，并运行系统，运行最大允许数量的牙科治疗机，读取真空计显示的负压值，然后结合吸引机特性曲线计算出系统流速。

制造商在测量段管预留了取压点，并且在验收前取压点均不封口，可直接使用量程为40kPa的真空计接入取压点进行测量。

吸引机特性曲线是制造商给出的流速与负压之间的关系曲线，在读出相应的负压值后，可根据特性曲线计算出系统流速，最终得到的系统流速值应不小于套管接头处的流速（250L/min或90L/min）与测试中同时打开的套管接头数目的乘积。

（2）标准3.21利用率的定义：打开吸引点时，能够同时使用的吸引装置数占所有装置数量的百分比。结合（1）的解读，即可计算出利用率。

5. 标准5.4对吸引系统清洗及消毒的要求

条款

所有空气分离器、湿吸引机以及在牙科治疗中与患者口中的液体或固体接触的设备内部部件应对人体不产生任何危害。制造商应说明清洗与消毒的过程。

消毒的检测应按制造商要求和方法进行［见8.3e)］。

条款解读

①此条款要求制造商在随机文件中说明清洗与消毒的方法和过程。②消毒的检测应根据随机文件中制造商要求和推荐的方法进行，而检测的结果应证明不会对人体产生任何危害。

四、YY/T 0905.1—2016和YY/T 0629—2008标准的区别

YY/T 0905.1—2016《牙科学　场地设备　第1部分：吸引系统》和YY/T 0629—2008

《牙科设备　高容量和中容量吸引系统》都是对吸引系统的要求，它们之间的区别见表9－1。

表9－1　YY/T 0905.1—2016和YY/T 0629—2008标准的区别

标准	YY/T 0905.1—2016 中的吸引系统	YY/T 0629—2008 中的吸引系统
适用范围	场地设备，既可以作为牙科设备的组件，也可以独立于牙科设备	牙科设备，即为牙科设备的组件，其构成牙科治疗机的一部分
	①此标准定义的吸引系统是YY/T 0629—2008中规定的牙科设备的吸引源；②此标准包括了吸引机、银汞合金分离器、过滤器、阀门、管道、管道配件等的性能要求和试验方法；③此标准还包括了排气的要求	仅对系统整体的性能要求和部分患者环境的组件要求（所以其5.8电气要求中均采用GB 9706.1标准）
	并未限定只适用于高容量和中容量的吸引系统，因此也可适用于低容量吸引系统	仅适用于高容量和中容量吸引系统
对吸引机的要求	标准4.1、5.2.1、5.2.11～5.2.15、5.2.21～5.5.23、5.5、5.6等条款分别对其位置、报警、电气要求等方面做出了规定	仅在标准5.2.1.7中做了要求，并且未对具体情况进行规定
电气要求	主要包括吸引机、银汞合金分离器，并且需根据安装的实际位置判定其应符合哪个标准的要求（包括GB 5226.1、GB 4793.1、GB 4706.1或GB 9706.1）。	吸引系统作为牙科治疗机的一部分，电气要求按GB 9706.1的规定
性能要求	增加了对吸引系统利用率的要求	对吸引系统流量和真空度有要求
附件要求	包括吸引机、银汞合金分离器、过滤器、阀门、管道、管道配件	仅包括对套管接头、操作软管、过滤器的要求
噪声要求	标准8.2技术说明中规定制造商应提供吸引机的噪声的技术参数，在6.6中规定了噪声测量方法	标准5.6中规定使用牙科治疗机制造商推荐的套管，高容量和中容量吸引系统通过连接套管产生的A计权噪声水平，在距离套管接头0.5m处应不大于60dB
废物处理	标准5.6排气系统要求中提出系统排气的方法应遵守相关政府法规	标准5.7中规定吸引系统产生的任何废物应按国家有关规定进行处理

参考文献

［1］YY/T 0629—2008《牙科设备　高容量和中容量吸引系统》。
［2］YY/T 0905.1—2016《牙科学　场地设备　第1部分：吸引系统》。
［3］张志君主编：《口腔设备学》，成都：四川大学出版社2008年版。

第 10 章　压缩机系统

一、产品介绍

（一）概述

本章中讨论的压缩机系统是用于向牙科治疗机、牙科器械和牙科技工室提供压缩空气源的设备，它由压缩机单元、压缩空气管路、连接件和截止阀等组成。其中压缩机单元包括压缩机头、空气储气罐、空气干燥器系统、冷凝水阀门、压力开关、阀门、管道和配件。

本章的压缩机系统是作为牙科场地设备使用的，在 YY/T 0905.1—2016 标准中对“场地（plant area）”做了明确的定义：用于牙科治疗的设备或设施所安装的位置，可以是一个治疗室或治疗室以外的房间或区域。由此我们可知压缩机系统既可安装在患者环境或者治疗室内，也可以安装在远离患者的其他房间或区域中。

压缩机单元即空气压缩机（air compressor），是以环境空气为原料，将原动机（通常是电动机）的机械能转换成气体压力能的装置，是压缩空气的气压发生装置。

压缩机单元包括一个或者多个压缩机机头组。

（二）压缩机系统

图 10－1 是典型的压缩机系统组成、布置示意图。

1. 新鲜空气入口

压缩机单元或者每个压缩机机头组将场地区域外的空气吸入的位置。

2. 新鲜空气通风口

空气进入治疗室的位置。

3. 空气过滤器

用于去除压缩空气中固体微粒的装置。此处的空气过滤器是安装在压缩机单元之前的。

4. 通气管

从新鲜空气连接点到新鲜空气入口的管道。

5. 压缩机机头组

由一个或多个电驱动的压缩机机头组成的装置。

6. 空气干燥器系统

压缩机单元的一部分。用于降低牙科用压缩空气湿度的装置。干燥器是以变压吸附为基础，通过吸附和解析的过程，对被压缩的空气进行除水干燥。

7. 空气过滤器

此处的空气过滤器安装在空气干燥器系统的出气口后面，在压缩机单元里面。

8. 油分离器

安装在有油润滑式压缩机单元中的装置，用于减少压缩空气中的油污染物。

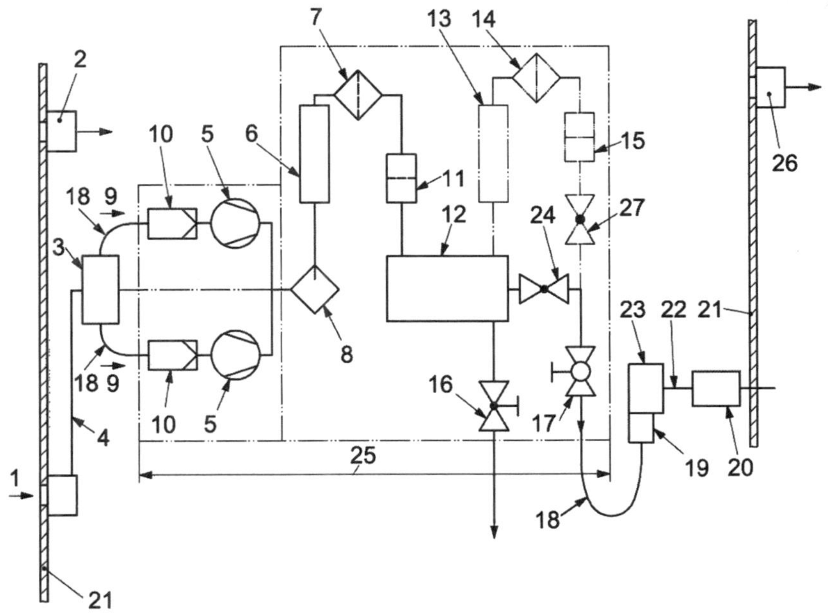

说明：

1. 新鲜空气入口；
2. 新鲜空气通风口；
3. 空气过滤器；
4. 通气管；
5. 压缩机机头组；
6. 空气干燥器系统；
7. 空气过滤器；
8. 油分离器（如需要）；
9. 压缩机新鲜空气入口（取决于压缩空气条件）；
10. 进气消音器和进气过滤器；
11. 细菌过滤器（备选/替换位置及任选）；
12. 空气储气罐；
13. 空气干燥器系统（备用）；
14. 空气过滤器（备用）；
15. 细菌过滤器（备选/替换位置及任选）；
16. 冷凝水阀门；
17. 截止阀；
18. 软管；
19. 快卸接头装置；
20. 压缩空气主管道连接点；
21. 场地墙壁；
22. 压缩空气主管道；
23. 压缩机单元连接点；
24. 压力调节阀；
25. 压缩机单元；
26. 废气出口；
27. 压力调节阀（备选/替换位置）。

图10－1 典型的压缩机系统

9. 压缩机新鲜空气入口

压缩机单元吸入大气的位置。

10. 进气消音器和进气过滤器

用于保护压缩机单元防止大气中固体微粒进入和减少大气进气噪声的装置。主要降低空气压缩机的噪音，起到过滤空气中的杂物与颗粒的作用。

11. 细菌过滤器

将牙科用压缩空气中的细菌含量降至最低的装置。

12. 空气储气罐

压缩机单元的一部分。是一种压力容器，用于储存压缩空气的装置。主要缓冲和储存压缩空气，并凝结和排出冷凝水。

13. 空气干燥器系统（备用，与6的功能相同）

14. 空气过滤器（备用，与7的功能相同）

15. 细菌过滤器（备用，与11的功能相同）

16. 冷凝水阀门

用于从空气储气罐中排出冷凝水的装置。

17. 截止阀

安装在压缩机单元与压缩机单元连接点之间的装置，用于将压缩机单元与压缩空气主管道隔离，以便进行维护作业。

18. 软管

用于将压缩机单元或者压缩机机头组的进气消音器和进气过滤器与新鲜空气连接点相连接的管道。

19. 快卸接头装置

安装在压缩机单元连接点的截止阀后面的装置，用于从压缩空气主管道断开压缩机单元，以便进行维护作业和测量空气流量、空气湿度、环境温度以及噪声级。

20. 压缩空气主管道连接点

空气主管道中被连接到各个牙科用气装置的位置。

21. 场地墙壁（略）

22. 压缩空气主管道

压缩空气经由压缩空气主管道的连接点流到各用气的牙科装置的管道。

23. 压缩机单元连接点

将压缩空气主管道连接到压缩机单元的位置。

24. 压力调节阀

压缩机单元部件，用于限制压缩机单元传递给主空气管路的最大空气压力。

25. 压缩机单元

为牙科诊室和牙科技工室提供牙科空气的电动装置，包括一个或者多个压缩机机头组。从图10－1可以看出，压缩机单元至少包括虚线框里面的各个组件。

26. 废气出口（略）

27. 压力调节阀（备用，与24的功能相同）

（三）压缩机单元

口腔医疗机构一般根据其规模大小、所需用气量选择医用空气压缩机。小型单头压缩机，排气量在24～60L/min，可供应1台或2台牙科综合治疗机使用；中型多头空气压缩机，有2～4个压缩机机头组同时工作，排气量在60～90L/min，可供应2～4台牙科综合治疗机使用；排气量大于90L/min的空气压缩机组，可供应有4台以上的牙科综合治疗机的诊所、口腔科使用。口腔医疗机构使用的空气压缩机压力范围一般可达0.8～1.2MPa，初次使用的空气压缩机需要调节出气口上的减压阀，一般调整到0.4～0.5MPa范围，与牙科综合治疗机匹配。

1. 分类

（1）按工作原理分类，有活塞式空气压缩机、螺杆式空气压缩机、电动机驱动膜片式空气压缩机等。

（2）按润滑方式分类，空气压缩机有无油式和含油式两种。含油式空气压缩机包括活塞式、叶片式、螺杆式等类型。无油式空气压缩机包括活塞式、漩涡式、电动机驱动膜片式、电磁驱动膜片式等类型。

气源质量关系到治疗效果，口腔医疗机构最好选用无油式空气压缩机以获得洁净干燥的气源。如果过滤系统完善并有良好的管理措施，含油式空气压缩机的使用寿命要高于无油式空气压缩机。

2. 活塞式空气压缩机的基本结构和原理

活塞式空气压缩机是一种最常见的容积式压缩机。它由曲柄连杆机构将驱动机的旋转运动变为活塞的往复运动。活塞与气缸共同组成压缩机工作腔，依靠活塞在气缸内的往复运动，并借助进、排气阀的自动开闭，使气体周期性地进入气缸工作腔，进行压缩和排出。

活塞式空气压缩机主要由储气罐、压缩机机头、安全阀、电磁阀、压力表、进气消音器过滤器、单向阀、压力开关、干燥器（选配）、过载保护器（选配）等部件组成。

不带干燥器的压缩机单元见图 10－2，带干燥器的压缩机单元见图 10－3。

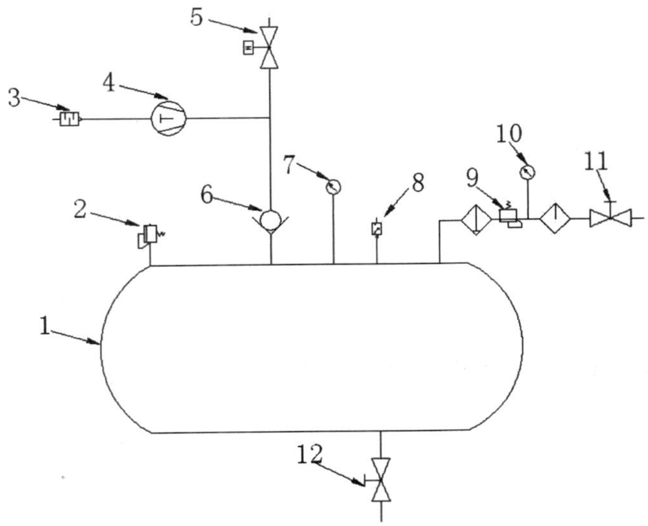

说明：

1. 储气罐；
2. 安全阀；
3. 进气消音器过滤器；
4. 压缩机机头；
5. 电磁阀；
6. 单向阀；
7. 储气罐压力表；
8. 压力开关；
9. 过滤调压阀（选配）；
10. 调压阀压力表（选配）；
11. 出气口球阀；
12. 冷凝水阀门。

图 10－2 不带干燥器的压缩机单元结构示意图

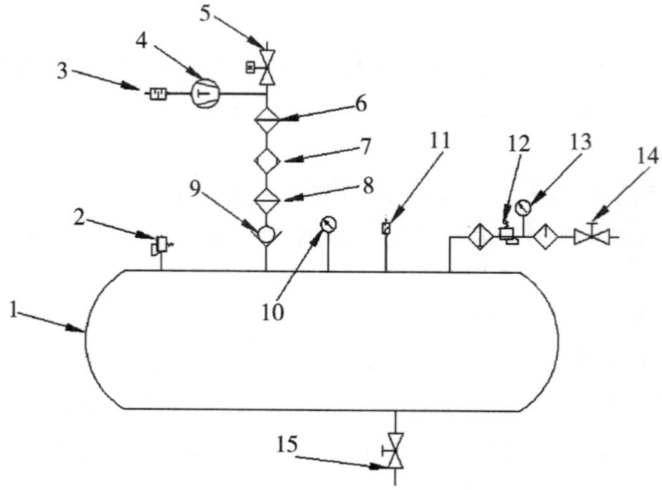

说明：

1. 储气罐；
2. 安全阀；
3. 进气消音器过滤器；
4. 压缩机机头；
5. 电磁阀；
6. 过滤器；
7. 冷却器；
8. 干燥器；
9. 单向阀；
10. 储气罐压力表；
11. 压力开关；
12. 过滤调压阀（选配）；
13. 调压阀压力表（选配）；
14. 出气口球阀；
15. 冷凝水阀门。

图 10－3　带干燥器的压缩机单元结构示意图

一些部件已经在压缩机系统组成中做过介绍，这里再说明下面的几个部件的作用：

（1）安全阀：保护压缩机组，当压力开关失灵或其他原因，导致储气罐内的压力大于设定的压力时，自动打开卸压。

（2）电磁阀：当空气压缩机停机后，将压缩机机头气缸内的压力卸压，便于空气压缩机二次启动。

（3）压力表：压力表主要显示储气罐内的气压值，以便使用者及时了解储气罐内的压力。

（4）单向阀：主要防止气体回流到压缩机机头气缸内，并通过皮碗内泄漏，影响二次启动。

（5）压力开关：主要感应储气罐内的压力，控制空气压缩机机头的启动和停止。

（6）过载保护器（选配）：过载保护器常用的是热继电器，它由双金属热元件、动作机构、常闭触头、常开触头、复位按钮及电流调节旋钮构成。电机过载时电流变大，双金属热元件长时间通过大电流变形，通过动作机构使触头动作，带动开关跳闸，起到压缩机机头保护作用。

活塞式空气压缩机的基本原理：由于活塞的往返运动，将空气经过滤器进入压缩机内，然后把空气压缩，使压缩气体由排气口通过高压金属软管打开单向阀进入储气罐内，压力表指针显示随之上升至 0.8MPa（举例），当压力大于 0.8MPa，压力开关自动关闭，压缩机机头停止工作，同时通过电磁阀排空，将压缩机气缸内的压力降至 0MPa。此时空气开关，储气罐内气体的压力仍为0.8MPa，当气体通过过滤调压阀、球阀排气时，储气罐内的压力下降，当下降至0.5MPa时，压力开关自动开启，压缩机又重新开始工作。

二、YY/T 0905.2—2013《牙科学 场地设备 第2部分：压缩机系统》标准解读

（一）标准简介

YY/T 0905.2—2013《牙科学 场地设备 第2部分：压缩机系统》与YY/T 0905.1—2006《牙科学 场地设备 第1部分：吸引系统》标准共同组成了牙科学场地设备系列标准。

本部分修改采用ISO/TS 22595－2：2008《牙科学 场地设备 第2部分：压缩机系统》（英文版）。

本部分与ISO/TS 22595－2：2008主要差异如下：

（1）按照GB /T 1.1—2009对一些编排格式进行了修改；

（2）删除ISO前言部分；

（3）GB 9706.1—2007《医用电气设备 第1部分：安全通用要求（IEC 60601－1：1988，IDT）》代替IEC 60601－1：2005《医用电气设备 第1部分：安全通用要求》；

（4）GB/T 4980—2003《容积式压缩机噪声的测定》代替GB/T 23282—2009《锻压机械噪声声功率级测量方法》（ISO 3746：1995，NEQ）；

（5）5.1电气要求增加“若压缩机单元安装在距患者1.5米范围内（如降噪柜），则GB 9706.1—2007适用”。

（6）对于本部分中引用的其他国际标准，若已转化为我国标准，本部分将引用的国际标准号替换为相应的国家或行业标准号，并在本部分第2章中注明采用关系。

（7）根据国际单位制度，将5.2.1压力单位由“bar”改为“MPa（bar）”。

（二）适用范围

本部分适用于牙科压缩机系统及其工作条件，还适用于所有安装在现场的其他辅助设备。压缩机系统是由压缩机单元、压缩空气管路、连接件和截止阀等组成。辅助设备可以包括空气调节设备、加热设备、热水设备和其他安装在现场的设备。

本部分给出了用于向牙科治疗机、牙科器械和牙科技工室提供压缩空气源的压缩机单元的性能和试验方法。

压缩机单元包括压缩机头、空气储气罐、空气干燥器系统、冷凝水阀门、压力开关、阀门、管道、配件。

本部分还给出牙科用空气、配件、管路和阀门等压缩机单元的使用环境规范管理指南。

本部分仅适用于压缩空气主管路连接点以前的部分。

（三）标准条款解读

条款

5.2.1 压缩机单元

对于一台牙科治疗机，在进气连接点（参见“YY/T 0630—2008”的图1中的第11

项）的标称压力为 0.5MPa（5bar）的条件下，压缩机单元应能提供连续的至少 50L/min 的空气流量。

配备三台以上牙科压缩空气装置的诊所或者牙科技工室，为一台以上的牙科治疗机供气，有关的双方应达成一个协议，以规定在一个大气压力下，同时运行多台牙科治疗机和（或）技工室设备所需的空气流量。

制造商必须声明在维持额定空气压力情况下，与压缩机单元匹配的最多的牙科治疗机的台数。

注：所有压力数据均为相对大气压力的压力值。

☞条款解读

①测量压缩机单元的空气流量，应满足标准 6.2 规定的测试条件，保持储气罐内的压力恒为 0.5MPa，在快卸接头装置点测量空气流量。②压缩机单元的额定压力及流量决定了可匹配的牙科治疗机的台数，所以制造商必须声明可匹配牙科治疗机的数量，匹配牙科治疗机的数量超过压缩机单元的额定压力及流量，所有牙科治疗机同时工作时，会导致牙科器械不在额定压力及流量下工作，影响其使用性能和治疗效果。

📖 条款

5.2.3 进气消音器和进气过滤器

若配备了一个新鲜空气入口，且压缩机单元通气管接在新鲜空气连接点，则应在压缩机单元或每个压缩机机头组与新鲜空气连接点之间配备进气过滤器和进气消音器。

制造商的说明书应说明更换滤芯的周期和方法。

采用目测法进行测试，并将观测值与制造商提供的技术数据进行对比。

☞条款解读

①噪声过大会使人烦躁，同时噪声对环境是一种污染，进气消音器的作用是降低噪音，进气消声器通常安装在进气口。②过滤器的作用是过滤空气中的固体颗粒，因为过滤空气会在过滤器上残留一些固体微粒，长期不更换会造成过滤器过滤效果变差或堵塞，所以制造商必须说明更换滤芯的周期和方法，方便使用者或维修人员更换滤芯。

📖 条款

5.2.4 油分离器/过滤器

一个有油润滑式压缩机装置必须能够去除压缩空气中的油和油蒸汽。大气压力下，油的含量必须 $<0.1\mathrm{mg/m^3}$。GB/T 13277.1—2008 中 2 类适用。

制造商应该给出更换过滤器元件的要求和建议［参见 7.2j)］。

依照 TB/T 3124—2005 规定的试验方法进行测试，对比技术数据和试验结果。

☞条款解读

①此条款针对油润滑式压缩机，无油压缩机不适用。②因为油分离器/过滤器的作用是分离/过滤空气中的油成分，使用一段时间后会在过滤器上残留一些油性物质，长期不更换会造成油分离器/过滤器过滤效果变差或堵塞，所以制造商必须说明更换过滤器元件的要求和建议，方便使用者或维修人员更换过滤器元件。

📖 条款

5.2.6 冷凝水阀门

若干燥器位于储气罐前端，冷凝水阀门应安装在储气罐的最低点，以便排出冷凝水，为后续的维修和保养做准备。

若干燥器位于储气罐后端，而储气罐作为辅助的二次冷却器，则应安装一个自动的冷凝水收集器。

采用目视法，手动打开和关闭水阀门，以此来进行测试。

☞条款解读

冷凝水阀门位置应能将冷凝水放尽，目视检查时应注意其位置是否处于储气罐最低点，若不是最低点，冷凝水会在储气罐堆积，可能会导致储气罐内壁生锈，同时储气罐的可用容积下降。

📖 条款

5.2.9 细菌过滤器

若系统配备了一个细菌过滤器，则该过滤器应安装在空气过滤器的下游。过滤等级至少为 0.01μm 以上，滤除效率应达到 99.99%。

制造商应指定过滤器元件的更换方法和周期。

☞条款解读

①压缩机单元提供给牙科治疗机、牙科器械和牙科技工室的压缩空气必须无菌，所以应检查细菌过滤器是否安装在空气过滤器的下游。②因为过滤空气会在过滤器上残留一些物质，长期不更换会造成过滤器过滤效果变差或堵塞，所以制造商必须说明更换过滤器元件的周期和方法，方便使用者或维修人员更换过滤器。

📖 条款

5.2.10 压缩空气主管道

压缩空气主管道应按压缩机制造商提供的使用与维护说明书进行安装。

这些管路应安装在温度不会降到 10℃ 以下的区域。

制造商应指定管道和管连接件的内径、壁厚。

采用目视法进行测试。

☞条款解读

温度降低到 10℃ 以下会影响管路的耐压能力，可能会产生管路爆裂的危险。

参考文献

[1] YY/T 0905.2—2013《牙科学　场地设备　第 2 部分：压缩机系统》。

[2] 张志君主编：《口腔设备学》，成都：四川大学出版社 2008 年版。

第 11 章　GB 9706.1 在齿科设备中的应用

一、医用电气设备标准及电气设备安全

（一）概述

自 1831 年法拉第发明世界上第一台发电机以来，电能的开发和应用给人类的生产和生活带来了巨大的变革，大大促进了社会的进步和文明。在现代社会中，电能已广泛应用于工农业和人们的生活。尤其是在医疗领域，更采用新的技术、工艺、材料，并随人们对健康的需求而日新月异地发展。然而，在采用电能的同时，由于对电能可能产生的危害认知不足，人类在这一百多年中也因电气设备（包括医用电气设备）的不足和缺陷而付出了惨痛的教训。因而，电气设备（包括医用电气设备）的设计、生产安全至关重要。

（二）GB 9706.1《医用电气设备　第 1 部分：安全通用要求》

《医疗器械监督管理条例》（国务院令第 276 号）第一条要求医疗器械的安全、有效，保障人体健康和生命安全。与医用电气设备的功能与生俱来的是相关的危害，如触电危害、机械危害、辐射危害、超温、火灾危害、压力容器危害、准确性危害等。GB 9706.1《医用电气设备　第 1 部分：安全通用要求》（以下简称 GB 9706.1 标准）识别了上述危害并规范生产设计上医用电气设备应满足的最基本的要求。

国食药监械〔2008〕314 号文要求自 2008 年 7 月 1 日起，对上市的医用电气设备实施 GB 9706.1《医用电气设备　第 1 部分：安全通用要求》。

GB 9706.1—2007 等同采用 IEC 60601－1：1988《医用电气设备　第 1 部分：安全通用要求》及其修订 1（1991）和修订 2（1995）（英文版），其规定了医用电气设备的安全通用要求，并作为医用电气设备安全专用要求标准的基础（条款 1.2）。GB 9706.1—2007 为强制性标准，该标准是 GB 9706.1—1995 的修订版，代替 GB 9706.1—1995。

该标准所代替标准的历次版本发布情况为：GB 9706.1—1988；GB 9706.1—1995。

GB 9706.1《医用电气设备　第 1 部分：安全通用要求》国家标准从第一版的发布之日起已经实施了二十多年，对于促进我国医用电气设备的安全和医疗器械产业的发展起了重要的指导作用。

（三）GB 9706.1 与电气齿科设备

相当一部分齿科设备设计上采用了电气电路以满足其相关的功能，如牙科治疗机、光固化机、超声洁牙机、口腔灯等。这些设备的行业标准中均不同程度地引用了 GB 9706.1。

如在上述行业标准的第 2 条“规范性引用文件中”，均提及 GB 9706.1。

非常有意思的是，有些行业标准，如 YY/T 1043《牙科治疗机》，该标准共 10 章，在 3、4、5、7、8、9、10 共 7 个章节多处引用了 GB 9706.1。

一般来讲，上述行业标准为专用标准，其要求优先于 GB 9706.1 的要求。

对于在行标中未涉及的条款及要求，由于 GB 9706.1 为强制性标准，如适用制造商应亦满足要求。

本章以牙科治疗机为例，对照 GB 9706.1—2007 中的条款，并优先考虑其行业标准 YY/T 1043 中关于 GB 9706.1 的要求，结合产品设计的要求予以举例和解释。

二、关于 GB 9706.1 的几点思考

（一）“单一故障安全”与“双”

GB 9706.1—2007 条款 3.1 规定在运输、储存、安装、正常使用和按制造厂的说明保养设备时，设备在正常状态和单一故障状态下不会引起可以合理预见的危险，也不会引起同预期应用目的不相关的安全方面的危险。

该条款精辟地阐述了医用电气设备安全的范围，即运输、储存、安装、正常使用及设备保养。同时又明确地定义了安全的程度，即正常状态和单一故障状态下不会引起可以合理预见的危险。简单而言，医用电气设备需设计为单一故障状态安全。

并且，条款 3.6 明确了单一故障状态：

a）断开一根保护接地导线；

b）断开一根电源线导线；

c）F 型应用部分上出现一个外来电压；

d）信号输入部分或信号输出部分上出现一个外来电压；

e）与氧或氧化亚氮混合的易燃麻醉气外壳的泄露；

f）液体的泄漏；

g）可能引起安全方面危险的电气元件故障；

h）可能引起安全方面危险的机械零件故障；

j）温度限制装置故障。

为满足上述标准的要求（具体见 GB 9706.1—2007 条款 52），医用电气设备设计中采用了“双”的概念或防护要求，以满足标准的要求。

如对患者、操作者的防触电采用双重绝缘或基本绝缘加保护接地的结构［条款 17a）1）及 17g）1）］，导线连接［条款 56.3 b）］需有额外的连接措施。

（二）标准的符合性要求与设计开发

笔者在多年的测试认证中感觉，相当一部分企业对符合 GB 9706.1 标准的理解为拿到相关实验室的测试报告，并在生产过程中进行必要的安全测试即可。换句话说，就是在不了解标准要求的情况下，在产品设计开发中没有考虑标准的要求的情况下，企业就将样机送到实验室去检测。而结果往往是，出现结构不符合标准的要求、测试失败，并改结构、改模具、重复测试，从而导致测试周期长，测试费用高（失败后的重测），甚至出现耽误上市时间、推迟交货等情况。分析其原因是没有依据质量体系的要求（ISO 13485：2016 条款 7.3　QSR 820.30 部分），在设计输入阶段考虑顾客的需求、标准的要求、法规的要求，并将其转换为产品的需求规格，从而导致设计的输出不符合 GB 9706.1 的要求，测试失败。

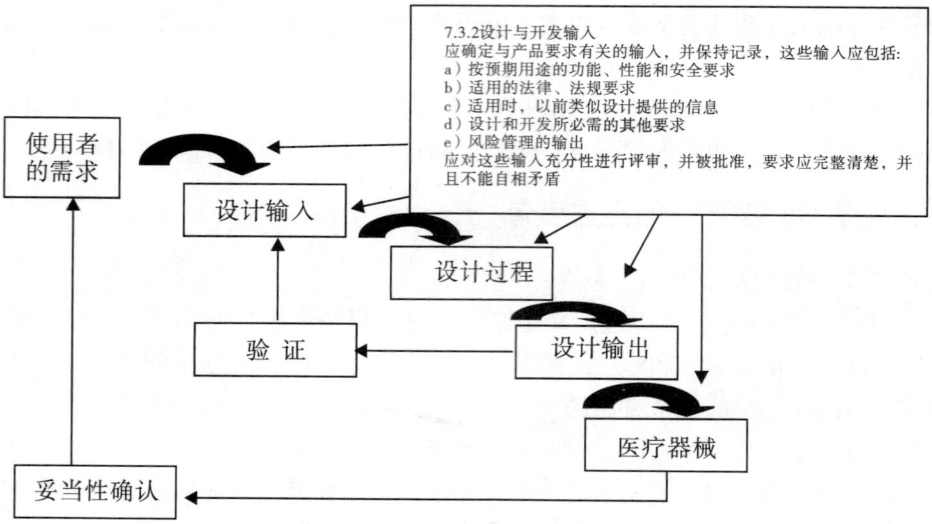

图 11－1　医疗器械设计开发过程

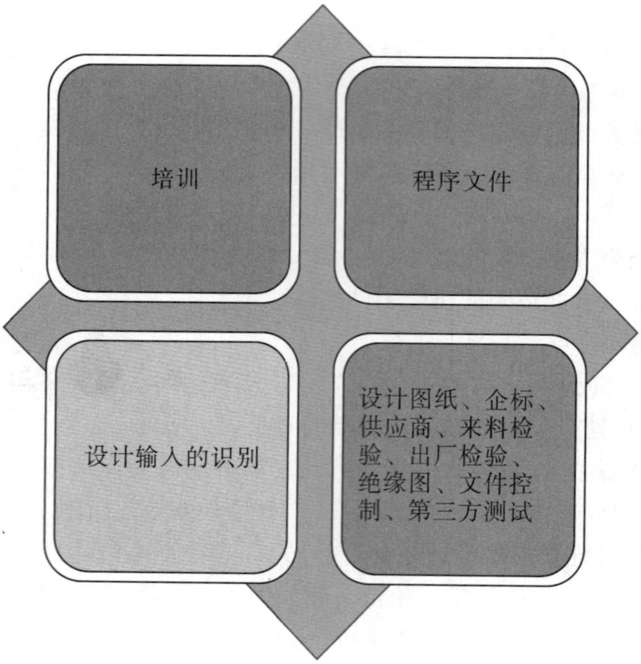

图 11－2　GB 9706.1 符号性设计方法

要使产品设计开发符合 GB 9706.1 的要求，可以从以下几方面入手：

（1）考虑已上市的同类机型安全设计方法；

（2）同类产品的安全使用经验、维修经验，与安全方面的事故、投诉、不良事件等；

（3）确定包含标准及法规要求的产品需求；

（4）设计绝缘图，网电部分要求，应用部件要求，细化标准条款的要求（如部件的温升应符合条款 42.1 的要求）；

（5）在设计输入评审及设计评审中考虑 GB 9706.1 的要求。

（三）全球一体化设备的设计与电气安全标准

随着全球贸易的一体化，越来越多的医疗器械企业将其产品销往海外。这时，企业最希望有一款一体化机型同时能销往世界各地，从而降低其生产成本、管理成本、采购成本等。

在将产品销往海外的过程中，制造商往往过于关注买家需求，或许还会考虑到法规的要求，并申请注册认证，却忽略了各国的医用电气标准及其使用环境的差异，并未在设计开发过程中考虑上述因素。

医用电气标准及使用环境的差异包括以下几方面：

1. 电源不同

世界上没有统一的电源电压、频率及插头的标准，也就是电流每秒改变方向的次数在各地不同。

以中国、美国、欧盟、日本等为例，其电源电压、频率、插头的要求差异见表 11－1。

表 11－1　各国电源电压、频率、插头差异表

国家	电压	频率	插头
美国	120	60	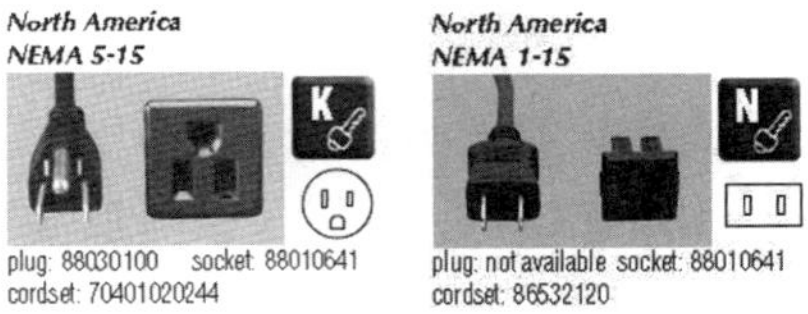
英国	230	50	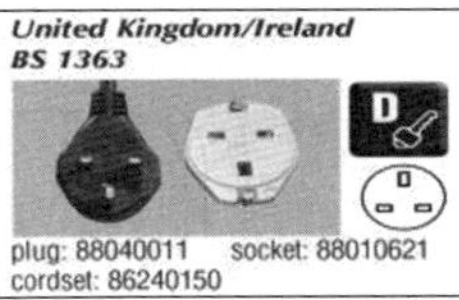
德国	230	50	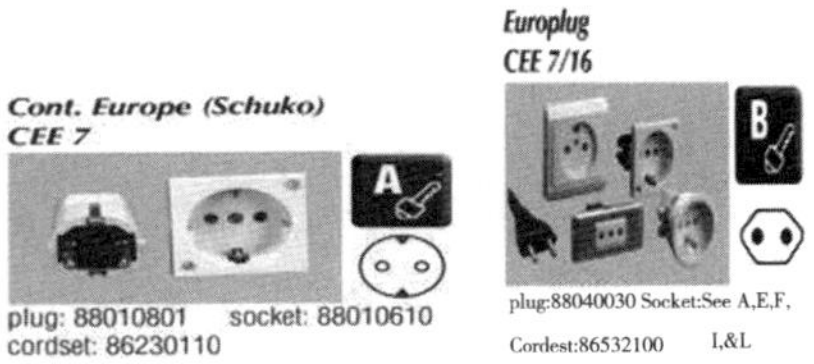
日本	100	50 & 60	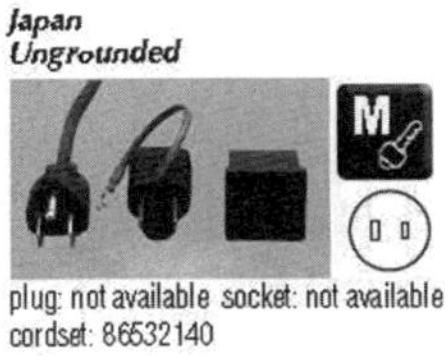

（续上表）

国家	电压	频率	插头
澳大利亚	230	50	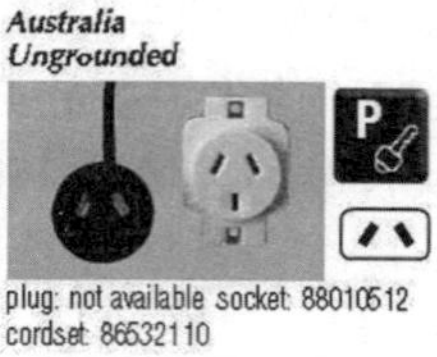
中国	220	50	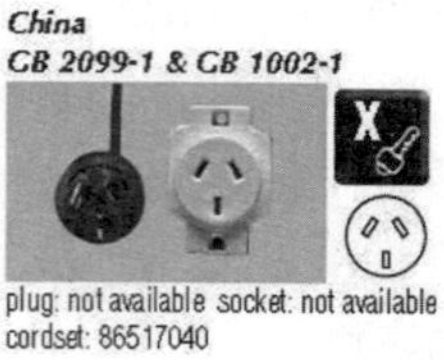

由于上述电源的差异，会使得同样的机型在不同国家的电源环境下得出不同的测试结果，甚至在某些情况下测试失败。如泄漏电流测试（标准的 19 条）在 60Hz 情况下最苛刻；剩余电压测试［标准的 15b）］在 240Vac 情况下容易失败；而温升在不同电源电压情况下也会得出不同的结果。

2. 医用电气安全标准版本的差异

现行的 GB 9706. 1 等同转化了 IEC 60601 －1：1988 + A1 + A2 即 IEC 60601 －1 第 2 版。欧盟已于 2009 年开始接受 IEC 60601 －1 第 3 版，并于 2012 年 6 月 1 日起对没有专标的产品仅接受 IEC 60601 －1 第 3 版。加拿大发布了带有偏差的 IEC 60601 －1 第 3 版标准CSA －C 22. 2No. 60601 －1 －08。与欧盟一样，2012 年 6 月 1 日之后加拿大不再接受 IEC 60601 －1 第 2 版测试报告。美国 AAMI 发布了带有国家偏差的 ANSI/AAMIES 60601 －1：2005 + C1：2009 + A2：2010 的 IEC 60601 第 3 版标准，并且 FDA 已接受 ANSI/AAMIES 60601 －1：2005 + C1：2009 + A2：2010 作为产品安全的证据。

与第 2 版相比，第 3 版在防火（防火外壳）、机械（陷阱区）、噪音、震动、寿命周期、高完整性元器件、锂电池、等同应用部件、适用性等方面提出了新的要求。而这些会使得产品在设计结构上有所不同。

3. 标准的差异

GB 9706. 1—2007 等同转化了 IEC 60601 －1 第 2 版。就第 2 版而言，世界上主要国家均在 IEC 60601 第 2 版的基础上发布了带有其国家偏差的标准。见表 11 －2：

表 11 －2　各国、地区带有偏差的标准

美国	UL 60601 －1：2003
加拿大	CSA －C 22. 2No. 601. 1 －M90
日本	JIS T 0601：1999
欧盟	EN 60601 －1：1990 + A1 + A2

（续上表）

澳大利亚	AS/NZS 3200-1-0
韩国	KS CIEC 6060-01-01

以美国为例，UL 60601-1：2003同IEC 60601-1第2版的主要差异可分为如下几类：

（1）DR——基于美国国家电气法规（NEC）及其他法规要求的国家偏差。

（2）DI——基于美国消费者和产品使用者的安全原理和要求的国家偏差。

（3）D2——基于安全经验的国家偏差。

（4）DC——基于元器件的国家偏差。

以元器件为例，美标要求的是依据UL元器件标准并获得UL认证，欧盟要求的是依据EN元器件标准并获得有关欧盟第三方的认证如VDE、TUV。日本的元器件需获得JIS的认证，而中国则需获得CCC的认证。

4. 全球一体化机的设计

虽然不同国家的标准、电源条件、法规等有较大的差异，但设计者们仍在坚持寻求一些解决方案来实现一体化机的设计。以下是一些案例：

（1）对于电源不同：采用宽电压的开关电源设计100～240Vac，50～60Hz。同时采用电源耦合器来解决各国的插头和电源线差异的问题。对供电电源要求可靠性较高的设备，可采用固定的永久性安装。

（2）对于重要元器件的标准及认证不同：在市场上尽量寻找既能满足UL认证又能满足VDE、CCC认证的元器件。

（3）对于标准及版本的差异：考虑差异，以较高的要求来设计产品。

（四）重要元器件

医用电气设备的安全、可靠很大程度上是通过设计，并选择合理的元器件来实现的，尤其是与安全相关的元器件。

GB 9706.1—2007条款56.1 b）要求元器件的额定值与其在设备中的使用条件不得相违。但并没有要求元器件满足相关的标准，包括其可靠性的要求。而正是由于标准方面的不清晰，不同认证机构、不同实验室、不同工程师对这方面的要求也不大一致，致使企业有时面临困惑窘境。

在IEC 60601-1第2版执行后，有的国家实验室提出了上述问题。IEC工作组WG14经过讨论，以37号决议发布。WG14工作组强烈推荐：在网电及应用部件的元器件需满足相关元器件的标准，并依据下列顺序接受元器件标准：国际标准（IEC，ISO）；国家标准（BSI，DIN，UL）；有适当的质量体系控制的元器件制造商的标准；至少，元器件需满足IEC 60601-1的要求。

IEC 60601-1 第3版中明确清晰地定义了元器件的范围及其要求：

（1）IEC 60601-1 第3版条款 4.8 ME 设备的元器件：

所有的元器件包括导线，失效会导致危害处境的，需依据其特定的参数使用。用于一重保护的元器件的可靠性需依据ME设备的使用条件来评估，它们需满足以下条件之一：相关的ISO或IEC标准的适用安全要求；当没有相关的ISO或IEC标准时，本标准的要求适用。

（2）IEC 60601－1 第3版条款4.9高完整性元器件：

当元器件的失效会导致不可接受的风险时，需采用高完整性的元器件。

这种元件无须进行故障测试，但要进行分析，以保证在预期使用寿命内，在正常使用、合理使用、可预见的误用的条件下仍能安全地工作。

（3）除满足型式试验外，还需：作为生产过程的一部分及在装入最终产品后连续的监督；器械需要的特定性能；批测试；效验；不合格的控制；维护；器械的预期使用寿命；采用的相关元器件的标准；失效特性；环境条件；预期误操作；与其他器械的相互作用。

（五）电池

越来越多的电气医用设备在设计中以电池实现其某些特定功能，如便携性（光固化机及根管测量仪）、家庭化（体温计、血压计）、报警（多参监护仪）或是失去网电电源时充当备用电源（透析机）等。

在电池给人们带来便利的同时，亦隐藏着许多与生俱来的危害和灾难。如波音公司梦幻787锂电事故曾一度造成全美境内的787停飞；因2017年笔记本电脑锂电池着火事故，世界上使用索尼产锂电池的约960万台笔记本电脑被召回，估计更换电池的费用达510亿日元等。换句话说，电池是医用电气设备安全考核的一个重要方面。

GB 9706.1—2007中的条款57.6对电池提出了要求。

1. 电池罩壳

充电或放电时可能从电池罩壳有气体逸出时，必须进行通风以减少积聚和点燃的危险。

电池箱必须设计得能避免电池发生引起安全方面危险的意外短路。

通过检查来检验是否符合要求。

2. 连接

如果不正确的连接或更换电池可能引起安全方面的危险时，设备必须配备防止极性接错的装置。参见6.2d）条。

通过下述方法来检验是否符合要求：①确定是否有接错电池的可能性；②如果有上述可能性存在，确定接错电池的影响。

3. 电池状态

无通用要求。

然而上述要求并未考虑电芯的抗振动、暴露在高温环境、温度循环、抗自由跌落、抗机械冲击、抗热冲击、抗挤压、抗低气压、过充电、抗连续低速充电方面的能力。换句话说，相当一部分有关电池、电芯的危害没有考虑到。

在UL 60601－1：2003的附录DVA中提出了锂电必须满足UL 1642的要求。

IEC 60601－1第3版＋A1的15.4.3.4条款中要求：一次锂电需满足IEC 60086－4的标准，二次锂电需满足IEC 62133的要求。

15.4.3.3 过度充电保护条款要求：

当医用电气设备的电池过度充电会导致不可接受的风险时，应从设计上防止过度充电。

预满足上述要求，制造商需从以下几方面入手设计电池及电池回路：选择认证的电池及电池包；设计过度充电保护回路。

三、GB 9706.1 在齿科设备中的应用

有源齿科设备中牙科治疗机较为复杂。本节结合牙科治疗机，对 GB 9706.1 的部分条款进行了浅析。

（一）电气隔离

GB 9706.1—2007 条款 17g）允许 5 种方式将非应用部分的可触及部件在正常状态和单一故障状态（见 3.6）下，与设备的带电部件进行隔离。一般采用方式 4），即可触及部件用双重绝缘或加强绝缘与带电部件隔离。

牙科治疗机中次级回路与网电的隔离主要是通过网电源变压器来实现的。常见的网电源变压器为环形变压器，其结构如图 11－3 所示。

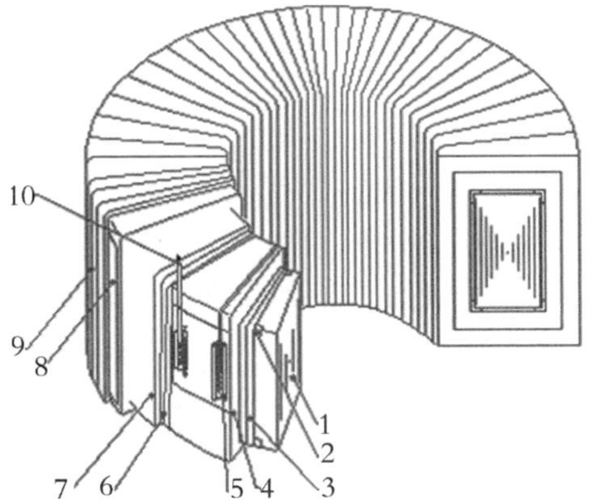

说明：

1. 环形铁芯
2. 绝缘保护
3. 铁芯绝缘
4. 初级绕组
5. 接头护套
6. 初级绝缘
7. 次级绝缘
8. 绝缘保护
9. 外包绝缘
10. 次级引线、初级引线、温度保险

图 11－3　网电源变压器的结构

GB 9706.1—2007 条款 57.9.4 要求：

（1）具有加强绝缘或双重绝缘的变压器，其初级和次级绕组之间的绝缘必须是：总厚度至少为 1mm 的绝缘层，或总厚度至少不低于 0.3mm 的两层绝缘，或三层绝缘，每两层的组合能承受加强绝缘的电介质强度试验。

（2）符合 57.9.4a）条的变压器，初级和次级绕组间的爬电距离必须符合加强绝缘的要求。

（3）环形铁芯变压器内部绕组的导线引出线，必须有两层符合双重绝缘要求的，总厚

度至少为 0.3mm 的套管，并伸出绕组外至少 20mm。

通过检查来检验是否符合 57.9.4c）至 57.9.4g）条的要求。

依据 GB 9706.1—2007 条款 57.10d）表 16，当网电压为 220Vac 时，其爬电距离至少应≥8mm；电气间隙≥5mm。若初次级间采用三层绝缘，则 $W \times R \times 3 \geq 8$mm（$W$ 为绝缘带宽度，R 为绝缘带的重合度），如图 11－5 所示。

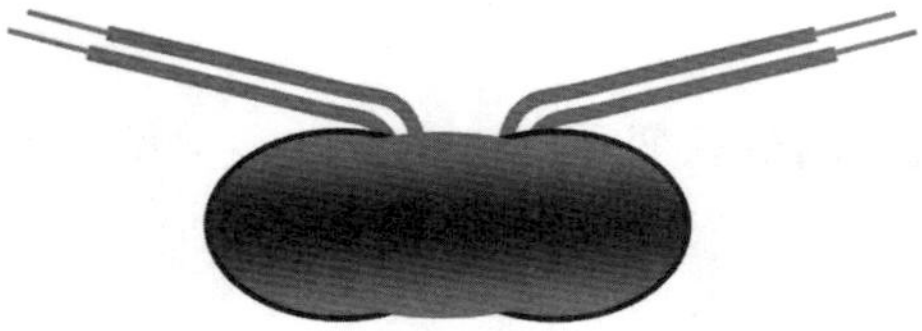

图 11－4　导线绝缘

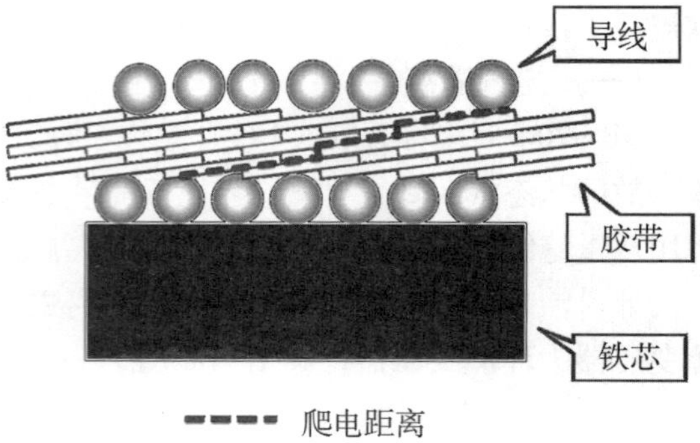

图 11－5　环形变压器爬电距离示意图

（二）患者支承

GB 9706.1—2007 条款 21.3 要求设备中用于支承和（或）固定患者的各部件，必须设计、制造成使身体损伤和固定件意外松动的危险减到最小。

支承成年患者的部件必须按患者有 135kg 的质量（额定负载）设计。

当患者支承断裂会造成安全方面的危险时，必须遵照第 28 章的规定。

用下列试验来检验是否符合要求：

（1）患者支承系统必须水平放置，并处于符合使用说明书规定的最不利位置，加载重量均匀分布在包括全部侧面轨道的支承面上，荷重必须逐渐加至系统所要求的载荷各得其所为止。

（2）试验时，未被考虑为受试系统部件的构件可备有附加支承。

（3）所加重量必须等于所要求的安全系数（见第 28 章）乘以规定的额定载荷。未规定额定载荷时，必须考虑施加一个 1.35kN 力的重量作为试验的额定载荷。在支承系统上满载荷作用时间必须达 1min。

（4）不得损坏支承系统的部件，如链条、夹紧器、绳索、绳索的终端和连接件、皮带、轴、滑车及对安全危险防护有影响的类似器件。

（5）加上全部试验载荷后的 1min 内，支承系统必须处于平衡状态。

条款 28.4 无安全装置的金属悬挂系统规定如下：

如果不提供安全装置，则悬挂系统的结构必须符合下列要求：

（1）总载荷必须不超过安全工作载荷。

（2）当磨损、腐蚀、材料疲劳和老化不可能损害支承的性能时，所有支承件的安全系数必须不低于 4。

（3）当预计到磨损、腐蚀、材料疲劳和老化可能损害支承的性能时，有关的支承部件安全系数必须不低于8。

(4) 当使用断裂延伸率低于5%的金属作支承零件时，则上述(2)和(3)中所述的安全系数必须乘以1.5。

(5) 滑轮、链轮、皮带轮和导向装置，必须设计和制造成使悬挂系统能保持本条规定的安全系数，并在规定更换绳索、链条和皮带的最短寿命期内维持不变。

通过对设计数据和全部维护说明书的检查来检验是否符合28.3和28.4的要求。

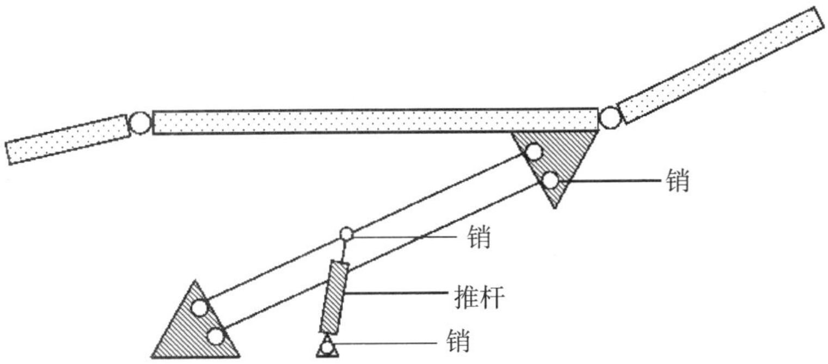

图11-6 牙科治疗机患者支撑示意图

以图11-6为例，其支撑系统为电动推杆。该传动系统通过了涡轮、蜗杆及推杆将电机的转动转化为病人台的上下直动。由于涡轮、蜗杆在运动过程中存在磨损，并且如果其失效将导致整个支持系统的失效，因此依据标准GB 9706.1—2007条款28.4，该系统的安全系数选为8。同时，在该系统中一些其他部件，如图11-6所示的销，也应考虑其安全系数为8。

依照该标准，对该系统有如下要求：

(1) 依据GB 9706.1—2007条款28"通过对设计数据和全部维护说明书的检查来检验是否符合28.3和28.4的要求"，即需检查制造商关于相关部件，如涡轮、蜗杆、推杆及推杆转轴轴销的力学核算文档。

(2) 依据GB 9706.1—2007条款21.3要求进行加载测试。在测试中需注意的是，标准要求"患者支承系统处于符合使用说明书规定的最不利位置"。以图11-6的支撑系统为例，测试时因将该椅面降于使用说明书中允许的最低位置，这时推杆的受力最大。

(三) 变压器及电机的过载与保护

GB 9706.1—2007条款57.9规定电源变压器必须符合下列要求：

57.9.1 过热

用于医用电气设备的电源变压器，必须防止其基本绝缘、辅助绝缘和加强绝缘在任何输出绕组短路或过载时过热。

通过57.9.1a)和57.9.1b)规定的试验来检验是否符合要求。

57.9.1 a) 短路条款：

用在42条中规定条件下的下列试验来检验是否合乎要求。

——带有限制绕组温度保护装置的网电源变压器，接到在最低额定供电电压的90%到最高额定供电电压的110%之间或额定供电电压范围内的最不利的电压上。轮流短路每一个次级绕组，除初级绕组外的其他各绕组均按正常使用加载。

——次级绕组的所有保护装置必须动作。

——在表19的最高温度被超出之前，保护装置必须动作。

——在热稳态下，初级保护装置未动作时，应不超过表19给出的最高温度。

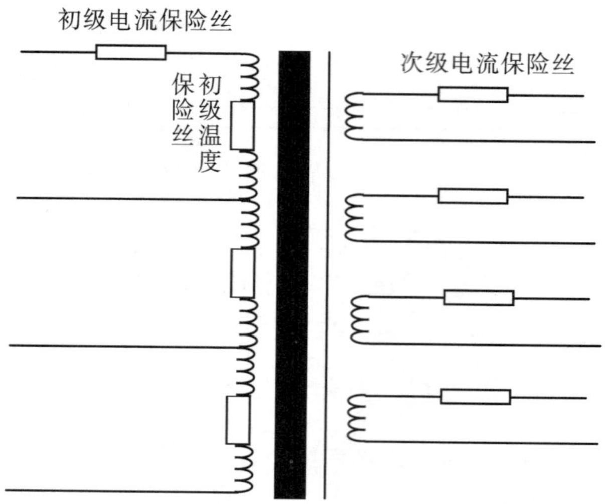

图11－7　网电源变压器

如以图11－7为例，网电源变压器的保护由初级电流保险丝、初级温度保险丝及次级电流保险丝组成。之所以在次级加入电流保险丝是因为多绕组的变压器在小功率输出的绕组短路时，其初级绕组的保护不一定会起良好的保护作用。

图11－7中的网电源变压器有多重保护（初级电流保险丝、初级温度保险丝、次级电流保险丝）。首要工作是确定哪个是有效的保护（即短路时动作）。依据57.9.1 a）在次级电流保险丝后依次短路，确定哪个保护装置动作，那么该保护装置即为该故障的有效保护装置。

若是电流保险丝断开，GB 9706.1—2007条款56.6要求非自动复位过电流释放器必须动作10次。在这里我们一般不重复10次测试，而是确定：①电流保险丝是否有依据保险丝的标准的认证；②在最不利的情况下重复测试90%的网电电压。如是初级电流保险丝断开，则需其他非测试输出绕组空载，旁路断开的电流保险丝，测试短路时流过该处的短路电流，并依据保险丝的标准来判断该断开是否可靠（即满足条款56.6的要求）。

条款57.9.1b）对变压器的过载能力做了如下规定：

网电源变压器包括它们的保护装置（如有的话），按正常工作条件来试验：

——按第42章规定的条件，直到达到热稳态；

——供电电压保持在90%或110%的额定供电电压，或保持在110%额定供电电压范围的最高值，取最不利的电压值；

——轮流对每一绕组或抽头段进行试验，其他绕组或抽头段按有关设备正常使用加载；

——按下述要求对变压器的抽头段和绕组进行过载加载：

·用符合 GB 9364 和 GB 9815 的熔断器作保护装置的电源变压器分别加载 30min 和 1h，流过熔断器电路的试验电流按表 20，并将熔断器以可忽略阻抗的连线代替。

·用不同于 GB 9364 和 GB 9815 的熔断器作保护装置的电源变压器，加载 30 min，流过熔断器的试验电流尽可能采用熔断器制造商提供的特性中最大值，但不能造成熔断器动作。熔断器必须用可忽略阻抗的连线代替。

试验时，温度不得超过给定值。

网电源变压器的过载测试是依据其保护特性来确定的，所谓其保护是指依据条款 57.9.1a）短路时确定出的各个绕组的有效保护。而过载量（时间及电流）是其保护盲区的上限。换句话说，保护装置的选取确定了变压器的负载容量，即设计时选取的保护装置需同变压器的容量，其额定负载相匹配。

在这里值得注意的是，要使变压器次级的电流保险丝成为有效的保护，其先决条件是，在其次级绕组电流保险丝前的不同级需满足加强绝缘的要求（52.5.9），这样电流保险丝前就不会产生短路。

（四）过载

GB 9706.1—2007 条款 52.5.10 规定：

b）有电动机的设备用下列试验来检验是否符合要求：

1）设备的电动机部分，用 52.5.5 至 52.5.8 条和 52.5.10f）至 52.5.10h）的适用的试验；

3）如果对同一台设备有一个以上适用的试验时，这些试验应连续进行。

f）检验电动机的过载保护，当电动机是：

1）打算遥控或自动控制时，或

2）当无人看管时易于连续运行的。

在额定电压或额定电压范围上限电压下，让设备在正常载荷状态运行直到热稳态（见第七篇）。

然后增大载荷使电流按相应步骤增加，电压仍维持起始值。

当达到热稳态时，再增大载荷。以适当的步骤逐渐地增大载荷，直到过载保护装置动作，或直到温度不再进一步增加时。

电动机绕组温度在每一稳态时测定，所记录的最大值不应超过以下限度：

绝缘等级	A	B	E	F	H
最大温度（℃）	140	165	155	180	200

如果设备的载荷不能按相应的步骤变化，为了进行试验，将电动机从设备上拆下进行试验。

g）短时或间歇运行的设备，除了：

——手持式设备；

——用手保持开关接通的设备；

——用手维持实际加载的设备；

——带定时器和备用系统的设备。

在额定电压或额定电压范围上限电压下，让设备带正常载荷运行，直到热稳态或保护装置动作。

在热稳态下或保护装置即将动作前，测定电动机绕组温度，不得超过 52.5.8 规定的温度值。

若在正常使用时设备的减载装置动作，让设备空转继续试验。

在进行上述过载测试时，需要注意以下加载方式，即如何加载。如果从座椅上加载，模拟实际的过载情况，那么我们发现，该测试不仅考核了电机的过载发热，亦考核了传动系统的过载能力。在设计时，传动系统中一些部件采用了塑料材料以降低噪音，在测试时这些部件会发热变形，并可能导致机械支撑系统的失效。

（五）泄漏及水电隔离

GB 9706.1—2007 条款 44.4 泄漏规定：设备必须制造成在单一故障状态下泄漏的液体不会引起安全方面的危险（参见 52.4.1）。

用下列试验来检验是否符合要求：

用滴管把水滴到管接头、密封口以及可能破裂的软管上，运动的部件可处于运动状态或静止状态中最不利的状态。

这些程序之后，设备必须符合本标准在单一故障状态下所有的要求。

该测试指的是牙科治疗机内部水管的破裂、接头的松动可能导致的漏水，而泄漏的水可能直接或通过水管管路滴到带电部件上，从而造成绝缘失效，或部件生锈。由于滴水的位置与水管管路的布置、水压及可能漏水的位置有关，因此该泄漏位置存在一些不确定性。在设计上，建议在牙科治疗机内部将电路部分与水路部分隔开。

器械篇

第 12 章　根管器械

一、产品介绍

根管器械是口腔科医生在进行根管治疗时使用的手术器械，在我国按医疗器械管理分类，属口腔科手术器械，管理类别为Ⅰ类。

根管治疗术作为保存牙齿的一种方法，是目前现代临床上常见的手术之一，它采用确实有效的抗感染治疗措施，保存了大量被感染的牙齿，为人类健康做出了贡献。理想的根管预备要求在充分清洁根管的同时保持根尖孔的封闭性，并且拥有良好流畅的圆锥形态，以利于根管充填。为了适应并进入根管系统的通道，获得理想的根管预备形态，长期以来人们不断对根管预备的器械和技术进行改进。1960 年前，根管治疗器械是由碳钢制成的，这种器械在消毒时易被腐蚀，导致其抗弯曲、抗扭转性能的下降。随后，不锈钢根管预备器械完全取代了碳钢器械，消毒对器械的影响大大降低。随着根管治疗的推广和普及，以及器械种类的扩展，国际上于 1981 年对根管器械的标准化设计进一步改进，锥度统一为 2%。20 世纪 90 年代以后，镍钛超弹性合金的引进，提供了更有弹性的器械，不仅使机械预备根管成为可能，同时为大锥度和多锥度器械的设计制造提供了条件，在降低牙医劳动强度的同时，也一定程度上减少了根管预备过程的技术依赖性。

由于根管器械种类的完善和生产销售的扩大，国际 ISO 组织于 1992 年制定了第一版根管器械标准 ISO 3630 - 1，2008 年对该标准进行了改版。

目前国际上关于根管器械的生产和销售已形成相当规模，国际上根管器械的年市场额在 20 亿美元以上，我国的年市场额也在 4 亿美元以上。我国自 2002 年开始生产根管器械，目前已形成相当的规模，本标准的起草与制定，对制造企业的生产和质量控制，以及产品的国际市场化，有着重要的意义。

二、根管器械标准介绍

（一）标准的来源、结构和范围

关于根管器械标准，早在 1992 年国际上就制定了 ISO 3630 - 1 Dental toot-canal instruments—Part 1：Files，reamers，barbed broaches，rasps，paste carriers，explorers and cotton broaches，First edition 1992。在 1992 年的版本中，规定了锉、扩大锉、倒钩拔髓针、粗锉、糊剂输送器、探针和棉花针的要求和测试方法等。同时在前言部分说明了 ISO 3630 系列标准包括 Part 1：Files，reamers，barbed broaches，rasps，paste carriers，explorers and cotton broaches；Part 2：Enlargers；Part 3：Condenser，plungers and spreaders。同时说明，其他器械的相应标准将构成本标准的后续部分。

在2008年，国际ISO组织重新制定了ISO 3630－1 Dental toot-canal instruments—Part 1：General requirements and test methods，Second edition 2008。在2008年版的前言中，明确了新的ISO 3630系列标准由4部分组成，分别是Part 1：General requirements and test methods；Part 2：Enlargers；Part 3：Condenser，plungers and spreaders；Part 4：Auxiliary instruments。在2011年，国际ISO组织又发布了ISO 3630－5 Dentistry—Endodontic instruments—Part 5：Shaping and cleaning instruments。

目前我国关于根管器械的系列标准，是在ISO 3630－1（2008）、ISO 3630－2（2000）、ISO 3630－3（1994）和ISO 3630－4（2009）以及ISO 3630－5（2011）的基础上起草制定的。

YY 0803《牙科学　根管器械》系列标准包括5部分内容，分别是：YY 0803.1—2010《牙科学　根管器械　第1部分：通用要求和试验方法》、YY/T 0803.2—2010《牙科学　根管器械　第2部分：扩大器》、YY 0803.3—2016《牙科学　根管器械　第3部分：加压器》、YY/T 0803.4—2015《牙科学　根管器械　第4部分：辅助器械》、YY/T 0803.5—2016《牙科学　根管器械　第5部分：成形和清洁器械》

1. YY 0803.1《牙科学　根管器械　第1部分：通用要求和试验方法》

在YY 0803.1《牙科学　根管器械　第1部分：通用要求和试验方法》中，规定了用于根管治疗的根管器械的通用要求和试验方法，如扩大、成形和清洁器械、加压器以及辅助器械等。此外，它还包含了通用规格标识、颜色编码、包装和识别符号。在本标准中，重点阐述了对根管器械的通用要求以及机械性能的测试方法，也包括了测试装置。在本标准中并没有给出机械性能的判定依据。判定依据是在YY/T 0803.5《牙科学　根管器械　第5部分：成形和清洁器械》中给出。

2. YY/T 0803.2《牙科学　根管器械　第2部分：扩大器》

在YY/T 0803.2《牙科学　根管器械　第2部分：扩大器》中，规定了G型、P型、B1型、B2型和M型根管扩大器的具体要求，以及针对扩大器的机械性能的测试方法。本标准中除了涉及在YY 0803.1中提出的测试方法外，还规定了针对扩大器的抗疲劳强度的测试方法和测试装置。

3. YY 0803.3《牙科学　根管器械　第3部分：加压器》

在YY 0803.3《牙科学　根管器械　第3部分：加压器》中，规定了用于压实根管充填材料的垂直加压器和侧方加压器的要求与试验方法。除了标准规格外，还包括锥形规格。这类锥形规格是由随器械尺寸而变化的锥度来确定的。本标准中除了涉及YY 0803.1中提出的测试方法外，还规定了针对装有柄的垂直加压器和侧方加压器（手握式器械）的弯曲刚度的测试方法和测试装置。

4. YY/T 0803.4《牙科学　根管器械　第4部分：辅助器械》

在YY/T 0803.4《牙科学　根管器械　第4部分：辅助器械》中，规定了在前三部分或ISO 3630－5：2011没有提到的，关于倒钩拔髓针、粗锉、糊剂输送器、根管探针与棉花针等手持或机用根管器械的要求以及测试方法，还包括了器械的规格、产品标识、安全注意事项、说明与标签方面的要求。

5. YY/T 0803.5《牙科学　根管器械　第5部分：成形和清洁器械》

在YY/T 0803.5《牙科学　根管器械　第5部分：成形和清洁器械》中，规定了YY

0803.1 至 YY/T 0803.4 中未提及的、用于根管操作的手持或电动的根管成形和清洁器械的要求和检测方法。本标准是结合前4部分，给出了各种类型器械的机械性能的判定依据。

（二）标准中特殊的名词和术语解读

在 YY 0803.1《牙科学　根管器械　第1部分：通用要求和试验方法》的第3条中，对根管器械的常用或通用的名词和术语进行了定义和解释，但其中部分定义和术语需要进一步明确。详解如下：

3.1.2 标准器械：是指在器械的有效工作部分范围内，器械的锥度为2%（0.02mm/mm）的直锥形根管器械。

3.1.3 非标准器械：是指器械工作部分范围锥度不同于标准器械的根管器械。也就是说工作部分的锥度不是2%的根管器械，器械的工作部分可以是非2%的直锥，或由多个锥度构成，或是曲线形式。

3.1.4 锥形器械：是指在有效工作部分范围内为直锥的器械，但锥度不为2%（0.02mm/mm），如4%或6%锥度的根管器械。

3.1.5 成形器械：是指器械的工作部分为非锥形的器械，其外轮廓有一定特殊外形且截面连续变化，工作部分的外轮廓可以是纺锤形、弧形、抛物线形等。

3.1.6 非锥形器械：是指器械的工作部分的外轮廓为圆柱形的器械，类似工业用的麻花钻，如P型、B2型和M型扩大器，见 YY/T 0803.2《牙科学　根管器械　第2部分：扩大器》。

3.1.7 非单一锥度器械：是指器械的工作部分由多于一种锥度构成的根管器械，即器械的工作部分有2种或以上的锥度。

3.1.8 柔性器械：是指具有较小刚度的根管器械，是否属于柔性器械，是通过器械的刚度的大小来定义的。其刚度的判定原则是采用本标准7.5规定的测试方法进行测试，测试平均值应不大于参考规格中的相应的抗弯强度或刚度表中给出值的65%。这样的器械定义为柔性器械。由镍钛超弹性合金制成的器械均属于该类器械。

3.1.11 工作部分：在本标准中的定义是指根管器械实际进行工作的、具有切削功能的部分。事实上，在后续的 YY/T 0803.2、YY 0803.3 和 YY/T 0803.4 标准中，各自对相应的器械有关于工作部分的定义。

3.1.12 杆：是指器械上与手机连接的部分，也称作机用柄。

3.1.13 柄：手持器械的手持部分，也称作根管器械手柄。

（三）标准中的条款解读

由于本系列标准起草和出版的时间从2008年至2016年，跨度长达8年，难免会产生标准中一些条款说法或表述的不一致，或与目前的器械发展有不相符之处。为了更好地理解和应用本套标准，将对可能引起混淆的条款进行解读。

1. YY 0803.1《牙科学　根管器械　第1部分：通用要求和试验方法》的分类

在该条款中，按尖端的形状、锥度对根管器械进行了分类，分别为：①类型1：标准器械（锥度为2%）；②类型2：锥形器械（锥度为非2%）；③类型3：成形器械（弧形）；④类型4：非锥形器械（零锥度）；⑤类型5：非单一锥度器械（多于1种锥度）。

其中的类型3成形器械（弧形），其定义是工作部分具有一定特殊外形且截面连续变化的根管器械。在5.4.2规格标识和直径、5.4.3颜色标识中，均要求按YY/T 0803.2中的规定执行；标准中给出的图例也是以扩大器的G型作为参考。由此，在本标准中所提出的类型3成形器械，就是指扩大器。

2. YY 0803.1《牙科学　根管器械　第1部分：通用要求和试验方法》的5.6.6直径颜色识别

该条款表述了当采用颜色标识一组直径规格时，颜色的顺序应由浅入深，即白色、黄色、红色、蓝色、绿色和黑色。其含义是如果由若干器械构成一组根管器械时，应对不同直径规格的器械加以颜色的区别和标识，标识的方法是按照器械的直径由小到大排列，分别以白色、黄色、红色、蓝色、绿色和黑色标识。根管器械多于六种规格时，重复以上颜色序列。此时，颜色标识已经不再代表器械的具体规格尺寸，而是只用来区分器械直径规格的大小。

3. YY 0803.1《牙科学　根管器械　第1部分：通用要求和试验方法》的7.4抗扭强度的7.4.1原理

该条款要求通过测量每根根管器械的最大扭矩和角偏转来测定根管器械的抗扭强度。其含义是要求对器械进行破坏性试验，获得扭矩—角位移的关系曲线，在曲线上求得器械的最大扭矩和对应的角位移。

图12－1和图12－2为依据本标准7.4.2条款要求开发的根管器械扭矩测试仪。图12－1中，加载是通过步进电机的转动来实现的，步进电机由控制器控制，可实现转速控制和正反转；测试时的扭矩通过扭矩传感器获得。步进电机的转动角度和扭矩值的动态数据由计算机同步采集，并形成扭矩—角位移关系曲线，见图12－2。通过扭矩—角位移曲线，可以获得试样的最大扭矩和转角值。关于操作步骤，在7.4.3中做了明确的规定。

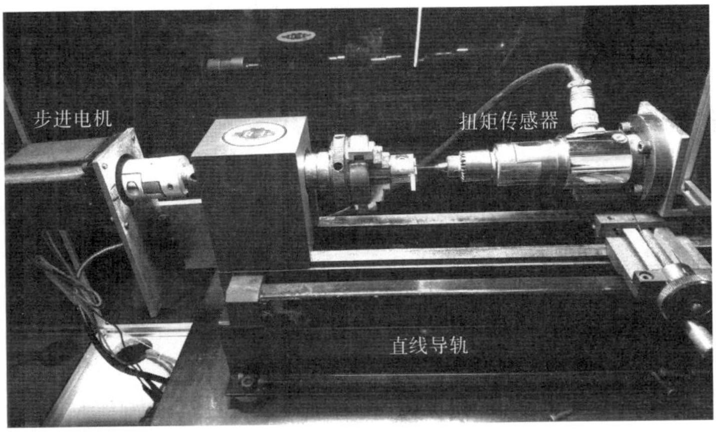

图12－1　根管器械扭矩测试仪器

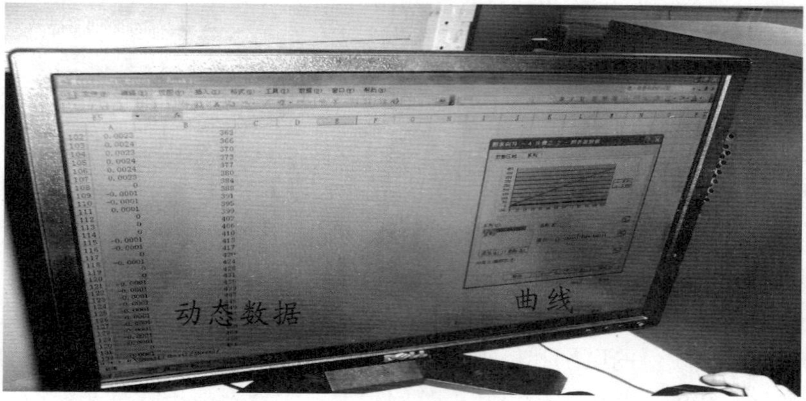

图 12－2　根管器械扭矩测试仪器数据显示界面

4. YY 0803.1《牙科学　根管器械　第 1 部分：通用要求和试验方法》的 7.4 抗扭强度的 7.4.3 步骤

在该条款中，规定了测试时的加载方向：在确认了从试件柄末端方向看去，齿轮电动机的旋转方向为顺时针方向后，启动齿轮电动机开始测试加载。

传统的根管器械，尤其是用于切削的器械，一般具有右螺旋切削刃。本条款的实际目的，是要求测试时的加载方向应与器械工作时的旋转方向一致。而目前的根管器械也有左螺旋切削刃，对于左螺旋的器械，其加载方向应该是：在确认了从试件柄末端方向看去，齿轮电动机的旋转方向为逆时针方向后，启动齿轮电动机开始测试加载。

因此，在实际测试操作时，应首先判断器械的工作螺旋方向和工作加载方向，然后再确定测试的加载方向。

该条款的正确表述应该为：在确认了从试件柄末端方向看去，齿轮电动机的旋转方向与器械的工作旋转方向一致后，启动齿轮电动机开始测试加载。

5. YY 0803.3《牙科学　根管器械　第 3 部分：加压器》的 4.5.1 抗弯强度、指持式器械

该条款要求柄弯曲偏转 7°，卸载后应回复到初始位置；柄偏转 9°，卸载后的回复位置与初始位置的差应小于 2°；柄偏转 18°，卸载后应无断裂的痕迹。本条款的含义是柄弯曲偏转 7°、柄偏转 9°、柄偏转 18°，是 3 个测试，不可以在同一样品上完成。因此，按照本标准抽样要求，完成本项测试需要 30 支样品。

6. YY 0803.3《牙科学　根管器械　第 3 部分：加压器》的 6.2.1 指持式器械的弯曲刚度

该条款要求按 YY 0803.1 中 7.5 的规定，用标准中的弯曲刚度试验装置，设置装置在 45°偏转角停止，距尖端 3mm 处弯曲 10 只器械。取下被测器械，测量并记录器械的永久形变角 β。而在与之对应的 4.5 机械要求的 4.5.1 抗弯强度、指持式器械的条款中，要求是柄弯曲偏转 7°，卸载后应回复到初始位置；柄偏转 9°，卸载后的回复位置与初始位置的差应小于 2°；柄偏转 18°，卸载后应无断裂的痕迹。因而可以认为，本标准 7.5 规定的用图 5 所示的弯曲刚度试验装置，设置装置在 45°偏转角停止，应该是错误的。正确的表

述应该是，设置装置在 7°、9°、18°偏转角停止。

（四）标准实施和未来展望

YY 0803《牙科学　根管器械》系列标准共包括 5 部分内容，彼此之间既相互独立，又有联系。

其中 YY 0803. 1—2010《牙科学　根管器械　第 1 部分：通用要求和试验方法》，其内容主要针对根管器械的基本要求和测试方法，但也不完全包括后续部分器械的相关内容，如扩大器、加压器、辅助器械等。

在 YY/T 0803. 2—2010《牙科学　根管器械　第 2 部分：扩大器》中，对扩大器的各项内容都进行了专门的规定，只是在抗扭强度和抗弯强度的测试方法中采用了 YY 0803. 1—2010 部分提出的内容。

在 YY 0803. 3—2016《牙科学　根管器械　第 3 部分：加压器》中，对加压器的各项内容提出专门的规定，在指持式器械抗弯强度和柄的可靠性的测试方法中采用了 YY 0803. 1—2010 部分提出的内容。

在 YY/T 0803. 4—2015《牙科学　根管器械　第 4 部分：辅助器械》中，对倒钩拔髓针、粗锉、糊剂输送器、根管探针和棉花针等器械的各项内容也进行了专门的规定，在抗扭强度、刚度（抗弯强度）、柄和杆的可靠性的测试中采用了 YY 0803. 1—2010 部分提出的内容，在抗疲劳能力测试中采用了 YY/T 0803. 2—2010 部分提出的内容。

YY/T 0803. 5—2016《牙科学　根管器械　第 5 部分：成形和清洁器械》可以说是对本系列标准 YY 0803. 1—2010《牙科学　根管器械　第 1 部分：通用要求和试验方法》的补充。在 YY 0803. 1—2010 中只涉及了器械的要求和试验方法，没有给出测试的判据，只有这两部分标准结合才能实施。

本系列标准已覆盖根管器械所涉及的全部类型，要求明确、指标清晰，可以满足指导根管器械的生产制造、市场监管、器械使用等活动。本标准的制定是基于 ISO 系列标准，在先进性方面与国际水平保持一致。本系列标准的实施，为我国根管器械的生产制造规范和工艺水平的提高提供了保障，对促进我国医疗器械产业的发展，与国际市场接轨有着重要的意义。

由于本系列标准的出版时间跨度长达 8 年，使得本标准在整体性上不甚合理，各部分之间的衔接不是很流畅。另外，随着根管治疗术的发展和新型根管器械的出现和使用，本标准还有较大的拓展与完善空间。

第 13 章　金刚砂车针

一、产品介绍

车针是口腔科医生常用的耗材类用具，是一根很细小的钢针。这根针由针头和针柄组成，帮助口腔科医生开牙洞、修牙齿。如果口腔医生将牙科手机比喻为手持钻机，车针就相当于钻机上的钻头。车针根据与牙科手机连接的尺寸和方式，分高速手机用、低速弯手机用和低速直手机用三种，英文对应的缩写是 FG、RA 和 HP。根据切削部分的材质又分为金刚砂车针和钨钢车针两类。其中钨钢车针在国外使用较为普遍，国内牙医使用的主要为金刚砂车针。

众所周知，金刚石具有很高的硬度和优良的理化性能。金刚砂车针头部钻头外围附着细小的金刚砂颗粒，这些金刚砂颗粒经过去杂、去磁、滚圆、提纯处理，在锋利度及耐磨度上表现优异。金刚砂车针在使用过程中，金刚砂会逐渐脱落，通常在金刚砂掉落一半的时候，这根车针的使用寿命就到头了。金刚砂原料可使用天然的金刚石粉末，也可使用人工合成的材料，人工合成的金刚砂又名碳化硅，碳化硅（SiC）是用石英砂、石油焦（或煤焦）、木屑为原料通过电阻炉高温冶炼而成。

每种金刚砂车针都有其基本用途和特殊用途，只有详细了解每种金刚砂车针，才能正确地选择和使用它们。临床中可以根据具体需要来选择车针，也可以根据实际特殊需要发明创造新的车针类型。选用合适的车针既可以提高工作的精确度，也可以节约操作时间。

二、金刚砂车针标准介绍

（一）标准的来源、结构和范围

在过去很长的一段时间内，国内注册的金刚砂车针大都采用企业标准进行注册，其中很多都是国外进口的金刚砂车针，没有统一的行业标准，使得各厂家生产的金刚砂车针没有统一的质量指标，良莠不一。与之有关联的行业标准主要有 YY 0302—1998《高速牙科车针》和 YY 91064—1999《牙科旋转器械　钢和硬质合金牙钻技术条件》，但这两份行业标准是关于高速切削车针的，有些参数指标并不一定适用于金刚砂车针。在这样的大背景下，为了更好地规范金刚砂车针的生产和注册，《牙科学　金刚石旋转器械》系列标准应运而生。

《牙科学　金刚石旋转器械》标准由三部分组成：YY 0761. 1—2009《牙科学　金刚石旋转器械　第 1 部分：尺寸、要求、标记和包装》；YY/T 0805. 2—2014《牙科学　金刚石旋转器械　第 2 部分：切盘》；YY/T 0805. 3—2010《牙科学　金刚石旋转器械　第 3 部分：颗粒尺寸、命名和颜色代码》。

本标准的三个部分各有侧重，又相互联系，下面重点介绍三部分标准的起草背景、主要内容和实施难点。

1. YY 0761.1—2009《牙科学　金刚石旋转器械　第1部分：尺寸、要求、标记和包装》

本部分规定了14种最常用形状的牙科金刚砂车针的尺寸和其他相关方面的要求，同时包括对这些车针的质量控制。在起草之初，此部分是等同采用ISO 7711－1：1997《牙科旋转器械　金刚砂车针　第1部分：尺寸、要求、标记和包装》（Dental rotary instruments—Diamond instruments—Part 1：Dimension，requirement，marking and packaging）。后来在标准的初审会议上，与会专家对存在的问题纷纷提出建议，考虑到已经发布了ISO 7711－3：2004和ISO 8325：2004，内容与ISO 7711－1：1997引用的ISO 7711－3：1992和ISO 8325：1985有较为明显的差异，会上专家统一同意修改采用ISO 7711－1：1997。起草小组一面搜集更多关于国内外金刚砂车针生产工艺和生产现状的资料，一面对数种型号的金刚砂车针进行验证，在预审会议形成的意见上，进一步对标准进行修改。第一部分与ISO 7711－1：1997的主要差异在于：一是将表49中径向圆跳动按照ISO 7711－3：2004进行修改；二是测试方法中引用到的ISO 8325：1985条款一律改为ISO 8325：2004相对应条款。修改原因是ISO 7711－1：1997表49参照ISO 7711－3：1992，而更新版的ISO 7711－3：2004已经发布，对金刚砂粒度的划分与ISO 7711－3：1992有所不同。

《牙科学　金刚石旋转器械　第1部分：尺寸、要求、标记和包装》中规定了48种不同形状的金刚砂车针，分别为圆球型、紧口圆球型、倒锥型、紧口倒锥型、轮型、紧口轮型、平头圆柱型工作头（头部长度分别为3.0mm、4.0mm、5.0mm、6.0mm、8.0mm、10.0mm）、平头锥型工作头（头部长度分别为3.0mm、4.0mm、5.0mm、6.0mm、7.0mm、8.0mm、9.0mm、10.0mm）、圆头柱型（头部长度分别为3.0mm、4.0mm、6.0mm、8.0mm、9.0mm、10.0mm）、圆头锥型（头部长度分别为4.0mm、6.0mm、7.0mm、8.0mm、9.0mm、10.0mm）、尖头圆柱型工作头（头部长度分别为4.0mm、5.0mm、6.0mm、8.0mm、10.0mm）、倒截锥型工作头（头部长度分别为2.0mm、3.5mm、4.0mm、5.0mm、6.0mm）、圆头倒锥型（头部长度分别为3.0mm、4.0mm）、凸头圆边倒锥型工作头（头部长度分别为1.6mm、2.0mm、2.7mm、4.0mm、5.0mm）。本部分同时还包含了金刚砂车针的径向圆跳动、耐腐蚀和颈部强度的相关规定与测试方法。

2. YY/T 0805.2—2014《牙科学　金刚石旋转器械　第2部分：切盘》

金刚石旋转器械切盘，在医院和各类齿科诊所中被大量广泛应用。国际上已广泛采用ISO 7711－2。由于该产品对材料性能的要求比较高，国内目前生产比较少，按照国际标准生产的更少。因此，在医院里普遍使用的都是进口切盘产品。本标准的起草有利于鼓励和促进国内金刚石旋转器械切盘生产企业的技术进步和生产。

第2部分的内容相对来说比较简单，生产企业较易理解。本部分修改采用ISO 7711－2：1992《牙科学　金刚石旋转器械　第2部分：切盘》。

《牙科学　金刚石旋转器械　第2部分：切盘》规定了牙科治疗中常用的扁平状金刚石切盘的特征，并选择了5种形状的切盘对其尺寸给予了明确规定。其他类型的切盘将遵循此原则谨慎选择。这5种形状分别是：切盘，非常薄，外圆周边缘切削；切盘，薄，外圆周边缘切削；切盘，厚，外圆周边缘切削；切盘，薄，外圆周近轴切削；切盘，标准，外圆周近轴切削。除尺寸要求外，每种类型的切盘都必须满足相应的孔径、材料和屈服强度要求。这 5 种切盘均规定，其总径向跳动需小于 0.15mm。

3. YY/T 0805.3—2010《牙科学　金刚石旋转器械　第 3 部分：颗粒尺寸、命名和颜色代码》

金刚石旋转器械工作部分的外围附着细小的金刚砂颗粒，《牙科学　金刚石旋转器械　第 3 部分：颗粒尺寸、命名和颜色代码》即规定了广泛用于牙科治疗的金刚石旋转器械的命名、颜色代码以及颗粒尺寸。值得注意的是，本部分不仅适用于金刚砂车针，而且还适用于所有类型的牙科金刚石旋转器械，不论其类型和形状。

本部分的相关内容主要与供货双方的协议有关，不涉及旋转器械的主要安全性指标。金刚砂旋转器械广泛用于牙科治疗过程，而国内尚无对应标准。本部分完成后：一是可以规范产品质量，促进与国际接轨，企业可以依据此标准对各型牙科用金刚砂旋转器具所标称的金刚砂粒度进行检测，以判定其符合性；二是帮助牙科医生选用正确粒度的金刚砂旋转器械。YY/T 0805.3—2010《牙科学　金刚石旋转器械　第 3 部分：颗粒尺寸、命名和颜色代码》等同采用 ISO 7711－3：2004《牙科学　金刚砂旋转器械　第 3 部分：颗粒尺寸、命名和颜色代码》（英文版），该标准为最新的现时有效的国际标准。

条款中主要规定了金刚石旋转器械用到的砂粒的命名、颜色、砂粒尺寸分布和砂粒尺寸，这四个因素可以用来定义一个金刚砂车针。其中颜色代码是推荐选用的，由制造商决定是否使用。如果使用颜色代码，应符合表 13－1 的规定，在金刚石旋转器械上标记颜色的位置由制造商决定。在砂粒尺寸分布方面，以字母“D”表示粗磨粒的金刚石砂粒，以字母“M”表示细磨粒的金刚石砂粒。由于金刚石砂粒是一类混合物，砂粒尺寸应以一个范围来表示，砂粒尺寸及其相关的细度分类可按照相关的国家或国际性章程进行选择。同时由于区别砂粒尺寸存在困难，各分类范围之间存在重叠是不可避免的。

表 13－1　金刚石旋转器械所用金刚石砂粒的命名、色码与磨粒粒度

命名	缩略词	色码	砂粒尺寸范围（μm）	砂粒尺寸中值（μm）	砂粒标号
超细	UF	白色	4 到 14	8	M4 到 M14
特细	EF	黄色	10 到 36	25	M10 到 M36
细	F	红色	27 到 76	46	M27 到 D76
中等	M	蓝色	64 到 126	107	D64 到 D126
粗	C	绿色	107 到 181	151	D107 到 D181
特粗	VC	黑色	151 到 213	181	D151 到 D213

（二）标准中涉及的检验方法解读

第一部分中涉及的检验方法主要有尺寸、径向跳动、耐腐蚀性和颈部强度。第二部分中涉及的检验方法主要有尺寸、屈服强度和径向跳动。第三部分未涉及检验方法。下面将详述前两部分中涉及的检测方法和注意事项。

1. 尺寸

第一部分的尺寸检验方法按照 ISO 8325：2004（ISO 8325：2004 现已转化为 YY/T 0874—2013《牙科学　旋转器械试验方法》）中的相关条款进行测量和/或检测形状和尺寸。本部分中涉及的尺寸主要有：工作部分直径、颈部直径、工作部分长度、总长度和工作部分锥度。值得注意的是，不同部分的尺寸测量对于仪器和测量方法的要求并不完全相同，下面对其进行分析对比。

（1）工作部分直径。

测量仪器精确度≤0.01mm，测试时加载的测量力应不大于1.5N。如果试验结果存在争议，应以千分表试验结果为准。除产品标准中另有规定外，测量位置如下：对于圆柱形器械，为工作部分的中部；对于非圆柱形器械，为工作部分的最大直径处。在圆周表面上进行一次测量。对于金刚砂车针，沿测试件外周每隔120°共测量三次，在测量下一点前，测试仪器的刃口应与测试件分离。将三次测量结果分别记录为 d_1、d_2和 d_3，取三次测试结果的平均值报告结果。

（2）颈部直径。

测量仪器精确度0.01mm。测试时加载的测量力应不大于1.5N。如果所使用的仪器为机械式测试仪器（如机械式游标卡尺），则这些仪器应配备由碳化钨硬质合金制成的刃口，其厚度≤0.3mm。测量点为工作部分后的最小直径，或者是器械连颈后的最小直径（若适用），并进行一次测量。

（3）工作部分长度。

测量仪器精确度≤0.01mm，测试时加载的测量力应不大于1.5N。测量点应为工作部分最短长度的两端端点，也包括涂层颈部（若适用），也是进行一次测量。

（4）总长度。

测量仪器与工作部分长度测量仪器要求相同。测量点应为器械的两端端点，包括工作部分尖端和杆部端点，进行一次测量。

（5）工作部分锥度角。

测量仪器精确度≤2′（即1/30°）。测试时加载的测量力应不大于1.5N。应将合适的测量仪器置于工作部分的锥度角末端进行测量。测量点至少应为测试件工作部分表面上的两个具有代表性的点，两个点之间的距离应尽可能分开，以基准线（轴线）为参考测量锥度，测量锥度的相关直径和长度，若有需要，计算锥度角，进行一次测量。

2. 径向跳动

径向跳动为旋转器械的一项基本检测项目，因为旋转器械的侧面不可能是一个完美的圆形，或多或少都会有误差，几十甚至几微米，肉眼看不出来，需要用工具进行测量，只有误差在允许范围内，才表示该项目合格。

本标准中的径向跳动值按 ISO 8325：2004 的相应条款进行检测（ISO 8325：2004 现已转化为 YY/T 0874—2013《牙科学　旋转器械试验方法》）。径向跳动为常规项目，检测原理不难理解，仪器也并不复杂，在检测过程中留意以下几点：

（1）测量位置的确定。

金刚砂车针的工作头形状决定了测量位置，因此在检测前需要确定工作头形状，并按照标准中的相应表格进行测量位置的确定。如对于圆球形、轮形，测量位置在最大直径处；对于圆柱形、截锥形，测试位置在离开末端 1mm 处；对于圆柱半球形和尖顶截锥形，测试位置在离开末端 2mm 处。切盘的测量位置为切盘切削外圆周的中间位置。

（2）夹持装置和测试工具的选择。

检测径向跳动首先需要一个夹持装置将产品固定住，可以根据杆部类型来选择夹持装置，图 13－1 为一种较典型的夹持装置，为可调节 l_1 和 l_2 尺寸的 V 型槽，尺寸 l_1 和 l_2 取决于测试件的杆部类型和配合长度，一般金刚石旋转器械选择此类夹持装置。选择好合适的夹持装置后使用测量工具进行测量和计算。

测试工具的精确度≤0.01mm，测试时加载的测量力应不大于 0.3N。

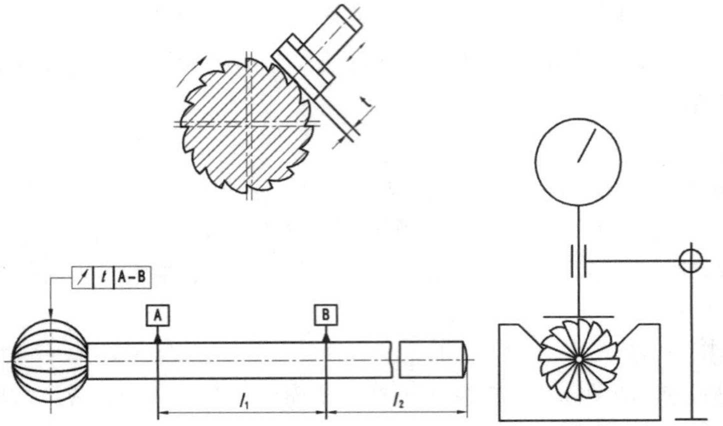

图 13－1　V 型槽测量装置（摘自 YY/T 0874—2013）

（3）测量程序及结果计算。

按被检测的杆部类型调节夹持装置的 l_1 和 l_2 尺寸，将测试件放置于夹持装置内，缓慢旋转 360°，测量测试件工作部分外表面的径向跳动值，记录最大读数（t_2）和最小读数（t_3），用下列公式计算两读数间的差值，记为径向跳动值（t_1）：

$$t_1 = t_2 - t_3$$

3. 颈部强度

本标准是通过检测永久变形量来表征颈部强度。颈部强度也在一定程度上反映了原材料和加工工艺的好坏。其检测的基本原理为对颈部施加一个固定的载荷并维持固定时间，检测其在施加载荷前后的最大径向跳动值之差，以计算其永久变形量。

在实际检测中需留意以下几点：一是颈部强度的测试需在完成耐腐蚀性试验后再进行，不是拿全新样品进行检测，二是载荷的确认，测试载荷 F 由工作头的形状决定，应使用 YY 0761.1—2009 中表 51 至 61 规定的合适的测试载荷。三是承载装置和测量仪器的选择，应符合 YY/T 0874—2013《牙科学　旋转器械试验方法》的相关规定。四是检测程序首先将测试件置于夹头之内，夹持位置为颈部与杆部的连接处。旋转测试件，记录最大径向跳动值（t_4），将测试件的最大径向跳动值位置调至向上并与地面垂直。垂直向上施加测试载荷 F，如图 13－2 所示。施加试验载荷 F 达 5 秒钟。五是结果的计算和判定，如果测试件断裂，则试验不合格。如果测试件未断裂，再次测量径向跳动值（t_5）。永久变形量 $t_6 = t_5 - t_4$，旋转器械折断或者永久变形量超过 0.05mm 的器械为不合格。

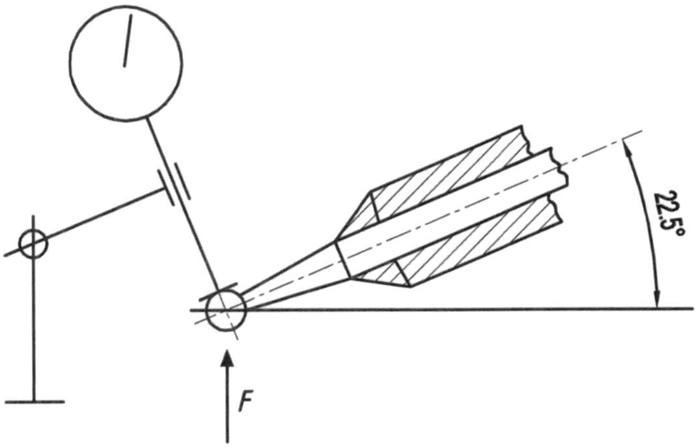

图 13－2　与水平面成 22.5°夹角的试件（摘自 YY/T 0874—2013）

4. 耐腐蚀性

耐腐蚀性指的是金属材料抵抗周围介质腐蚀破坏作用的能力。这是由材料的成分、化学性能、组织形态等决定的。金刚石旋转器械如果声明是耐腐蚀性的（或其他类似的术语），耐腐蚀试验后应不产生腐蚀和影响功能的变形，但允许工作头颈部存在轻微的电腐蚀。同一个产品对于不同的侵蚀介质，其耐腐蚀性是不同的，相应的腐蚀机理也是不同的。本标准中所检测的耐腐蚀性指的是器械在高温高压蒸汽灭菌条件下的耐腐蚀性，试验结果用肉眼进行观察。

本检测项目使用的主要仪器为高压灭菌器，该灭菌器能于 134～138℃温度条件下和 0.22MN · m^{-2}（2.2bar）的压力条件下工作。器械在清洗后不打包放入灭菌器中，程序升温到 134～138℃，压力 0.22MN · m^{-2}，保持时间为（$3_0^{+0.5}$）分钟，消毒炉自动循环一次后，打开消毒炉移走样品，使之冷却至室温。

在正常目视条件下目视检测测试件，看有没有任何腐蚀现象。在进行颈部强度试验后检测是否有影响功能的变形。

（三）标准实施和未来展望

我国人口众多，对牙科器材的需求量很大，金刚砂车针是目前口腔科各种治疗中最常用的器材之一，目前我国的金刚砂车针生产技术相比一些先进国家还是存在一定的距离。《牙科学　金刚石旋转器械》系列标准的相继发布，改变了国内厂家金刚砂车针无标准可依的旧局面。国内厂家应该采用更先进的工艺以改变牙科金刚砂车针长期依赖进口的现状。

第 14 章　牙科车针

一、产品介绍

1. 概述

牙科车针是一种夹持在牙科手机上通过旋转对牙齿或齿科材料进行钻削打磨的刃具，由工作部分和杆部组成，是口腔科常用的耗材类器械。

牙科车针在本书中涉及的标准有以下 3 份：①YY 0302. 1—2010《牙科旋转器械　车针　第 1 部分：钢质和硬质合金车针》；②YY 0302. 2—2016《牙科学　旋转器械车针　第 2 部分：修整用车针》；③YY/T 0874—2013《牙科学　旋转器械试验方法》。

2. 产品分类

牙科车针分为钢质和硬质合金车针、修整用车针两大类。钢质和硬质合金车针的刃数少，设计锋利，主要用于钻削；修整用车针的刃数多，加工精细，主要用于表面修整、抛光。

根据工作部分的材质，车针又可分为钢质车针和硬质合金车针两种。钢质车针最早应用，但随着新型齿科材料的出现，钢质车针因硬度低、耐磨性差，使用范围窄而逐渐淡出市场；硬质合金车针又称钨钢车针，工作部分材料为碳化钨，是牙釉质硬度的 6 倍，在欧美发达国家使用较为普遍。由于制造难度高，以前国内市场一直被进口车针垄断，直到 2000 年以后，我国企业通过 10 年的不懈努力，才研发出性能优异的硬质合金车针，目前硬质合金车针在国内口腔界的使用越来越广泛。

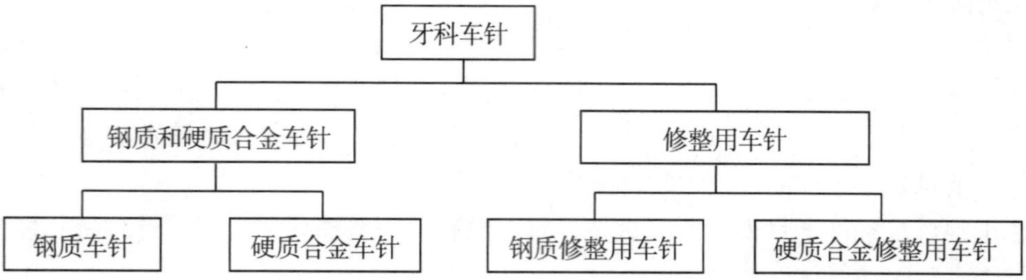

图 14－1　车针分类

根据车针杆部类型与牙科手机连接的尺寸和方式，车针又可分为高速手机用、低速弯手机用和低速直手机用三种，市场上简称 FG 车针、RA 车针和 HP 车针。FG 车针的杆部是 ISO 1797－1 的 3 型杆，RA 车针的杆部是 ISO 1797－1 的 1 型杆，HP 车针的杆部是 ISO 1797－1 的 2 型杆。

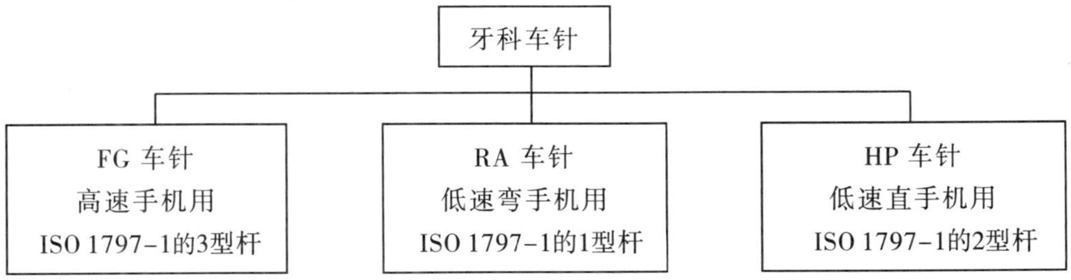

图 14－2　车针按杆部类型分类

根据使用场合不同，车针又可分为牙科临床用车针和技工室用车针。FG 车针和 RA 车针用于牙科临床钻削牙用，FG 车针侧重于牙体硬组织，RA 车针侧重于牙体软组织。HP 车针用于牙科技工室钻削、打磨齿科材料用。

二、YY 0302.1—2010《牙科旋转器械　车针　第 1 部分：钢质和硬质合金车针》标准解读

（一）标准简介

1. 概述

YY 0302 分为两个部分：YY 0302.1—2010《牙科旋转器械　车针　第 1 部分：钢质和硬质合金车针》；YY 0302.2—2016《牙科学　旋转器械车针　第 2 部分：修整用车针》。

YY 0302.1 是 YY 0302 的第 1 部分。本标准颁布实施前，国内注册的钢质和硬质合金车针大都采用企业标准进行注册，并且大多是进口车针，没有统一的行业标准，各厂家也没有统一的质量指标。与之有关联的行业标准主要有 YY 0302—1998《高速牙科车针》和 YY 91064—1999《牙科旋转器械　钢和硬质合金牙钻技术条件》。因目前钢质和硬质合金车针在国内已普遍应用，为了规范钢质和硬质合金车针的生产和注册，由国家食品药品监督管理局提出，广州医疗器械质量监督检验中心负责起草了这份钢质和硬质合金车针的行业标准。

鉴于国际上已有使用多年的 ISO 3823－1：1997《牙科旋转器械　车针　第 1 部分：钢质和硬质合金车针》（Dental rotary instruments—Burs—Part 1：Steel and carbide burs），本标准修改采用 ISO 3823－1：1997。主要修改内容如下：

（1）对于本部分中引用的国际标准，若已转化为我国标准，本部分将引用的国际标准号替换为相应的国家或行业标准号，并在第 2 章中注明采用关系。替换标准如下：

GB/T 6682—2008《分析实验室用水规格和试验方法》（ISO 3696：1987，MOD）。

（2）若引用的其他国际标准已有更新版本，本部分用新版本代替旧版本，正文中引用的旧版本条款号亦相应修改为新版本对应条款号。代替标准如下：

ISO 6360－1：2004《牙科旋转器械　数字编码体系　第 1 部分：一般性能》（代替 ISO 6360－1：1995）；

ISO 6360－2：2004《牙科旋转器械　数字编码体系　第 2 部分：形状和特殊性能》（代替 ISO 6360－2：1986）；

ISO 8325：2004《牙科　旋转器械试验方法》（代替 ISO 8325：1985）。

2. 与旧版本对比

本标准代替了 YY 0302—1998《高速牙科车针》，与 YY 0302—1998 的主要差异如下：

表 14－1　YY 0302.1—2010 与 YY 0302—1998 的差异

	YY 0302.1—2010	YY 0302—1998
引用文件	修改采用 ISO 3823－1：1997 等效采用 GB/T 6682—2008 等效采用 ISO 1797－1：1992 等效采用 ISO 2157：1992 等效采用 ISO 6360－1：2004 等效采用 ISO 6360－2：2004 等效采用 ISO 8325：2004	参照采用 ISO 3823－1：1986 等效采用 ISO 1797：1985 等效采用 ISO 2157：1984 参照采用 ISO 8325：1985
形状	规定了十种最常用形状的钢质及硬质合金车针的要求	只规定了六种形状，其余没有详述
工作部分尺寸及切削刃数量	用图表详细规定了各种形状车针的尺寸及切削刃数量，标号（型号规格）齐全，对钢质和硬质合金车针分别进行了描述	只列出标号 006～014 的车针，对尺寸及切削刃数量没有详细规定
杆部尺寸	包含了 ISO 1797－1 中的 1 型、2 型和 3 型杆	只规定了 ISO 1797－1 中的 3 型杆
耐腐蚀性	详细规定了耐腐蚀性的要求和试验方法	规定了车针经包装后，应贮存在相对湿度不超过 80%、无腐蚀性气体和通风良好的室内，应保证在一年半内不生锈
颈部强度	用表格详细列出了所有型号规格车针的测试载荷	只列出六种形状、标号 006～014 的车针的测试载荷
切削性能	标准中没有规定车针的切削性能要求	对标准中列出的车针规定了切削性能要求，试验材料为 H62
试验方法	除耐腐蚀性试验，其他项目的试验方法都引用了 ISO 8325：2004 的条款，标准中没有详述	在标准中明确了所有项目的试验方法
质量控制	规定了车针抽样检验的要求	规定了车针出厂检验的要求

（二）标准解读

1. 范围

本部分规定了十种最常用形状的钢质及硬质合金车针的尺寸以及相关要求，包括对于这些器械的质量控制要求。

十种形状分别为球形、倒截锥形、梨形、圆柱裂沟形、圆柱半球裂沟形、截锥裂沟形、圆锥半球裂沟形、轮形、交叉锉纹圆柱形、交叉锉纹锥形。钢质车针有前八种形状，见本标准的图1～图8；硬质合金车针上述十种形状都有，见本标准的图9～图22。

2. 规范性引用文件

对于本部分中引用的国际标准，若已转化为我国标准，本部分将引用的国际标准号替换为相应的国家或行业标准号。若引用的其他国际标准已有更新版本，本部分用新版本代替旧版本，正文中引用的旧版本条款号亦相应修改为新版本对应条款号。

3. 分类

依据工作部分的材料，钢质和硬质合金车针分为下列两种类型：1型——钢质车针；2型——硬质合金车针。

随着新型齿科材料的出现，钢质车针因硬度低、耐磨性差，使用范围窄而逐渐淡出市场；而性能优异的硬质合金车针，目前在口腔临床和牙科技工室得到越来越广泛的应用。

4. 尺寸符号

尺寸符号的规定是为了本标准图1～图22，表1～表22的描述更加规范、简洁、明了。

5. 要求

（1）材料。

工作部分应由钢或硬质合金制成。材料类型的选择及其处理方法由制造商决定。

杆材料应符合ISO 1797－1标准的要求。

随着材料科学的发展，各种性能优异的材料不断出现和应用，只要加工制成的车针的质量性能符合本部分的要求，材料类型的选择及其处理方法由制造商决定，这样的规定比较合理。

（2）形状。

工作部分的形状应为本标准图1～图22规定的某种合适的形状。

车针在口腔科的应用已有100多年的历史，车针工作部分的形状越来越多，各种形状的车针有不同的使用功能和特点。见图14－3：

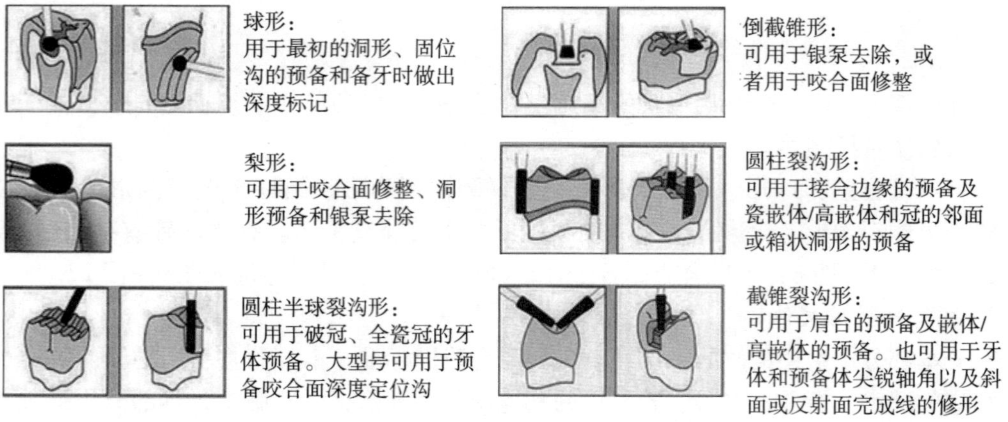

图 14－3　各种形状的车针

在尺寸规定范围内以及相应条目规定的范围内的形状变化和修改，都是允许的。这样的规定体现了标准的严肃性和灵活性，便于标准的可执行性。

（3）工作部分尺寸以及切削刃数量。

条款中图 1～图 22 和表 1～表 22 详细规定了各种形状车针的尺寸及切削刃数量，便于生产、使用、监管各方使用，对于规范市场起了重要作用。

“标准杆”系指具有标准配合长度的器械。对于杆长度较短或较长的器械，总长度也应相应变化。参见 ISO 1797－1 标准中的表 1。

（4）杆部尺寸。

杆部尺寸应符合 ISO 1797－1 标准中的 1 型、2 型或 3 型的规定。

表 14－2　ISO 1797－1 标准中的表 1（杆配合长度）

尺寸（mm）	l_1				
	1 型和 3 型杆 器械长度			2 型杆	4 型杆
	微型、短型	标准、长型	超长型		
1.6	9	11	12		
2.35		11①	12①	15 或 30	
3					15 或 30
①表示 l_1 增长不能超过 13.5mm。					

杆的类型见下列图示：

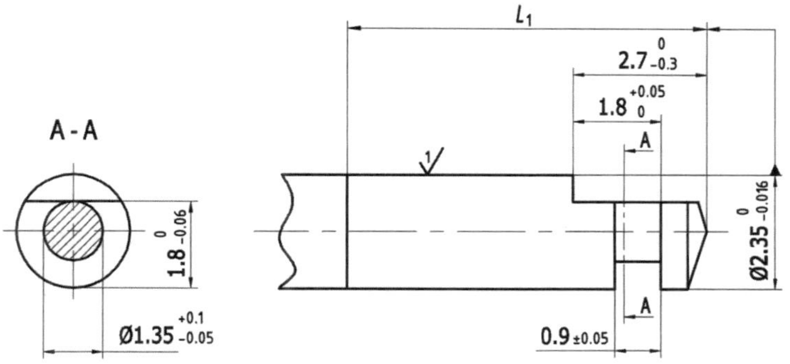

图 14－4　ISO 1797－1 标准中的 1 型杆

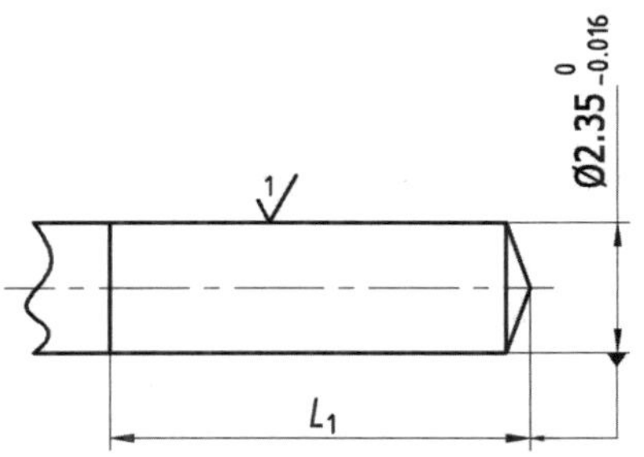

图 14－5　ISO 1797－1 标准中的 2 型杆

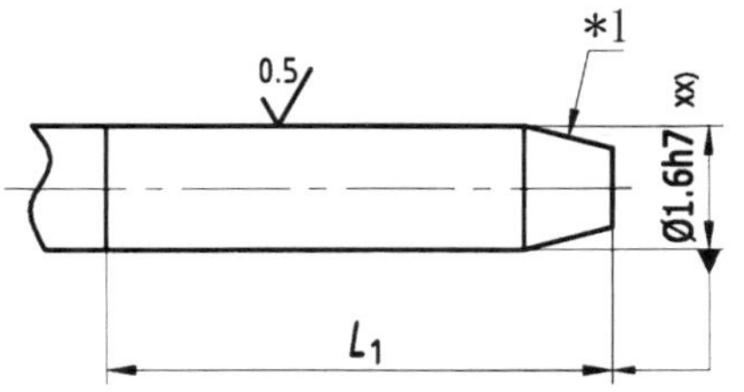

图 14－6　ISO 1797－1 标准中的 3 型杆

（5）径向跳动。

径向跳动值应不大于下列数值：

钢质车针：0.08mm；

硬质合金车针：0.05mm。

按照第 6.2 条进行测试。

径向跳动对车针来说非常重要。径向跳动小的车针切削平稳、切削面平滑，牙医的操作手感好；径向跳动大的车针切削时振动大、切削面粗糙，影响牙医的精细操作。

（6）耐腐蚀性。

钢质以及硬质合金车针如果声称是耐腐蚀的，耐腐蚀试验后应不产生腐蚀现象或功能降低。对于硬质合金车针，允许在工作头部和颈部的结合处存在轻微的电化学腐蚀。

试验按 6.3 条要求进行。

耐腐蚀性主要评价车针的材料性能，要求制造商使用安全可靠的材料。目前大多数制造商生产的硬质合金车针的工作部分材料是硬质合金，杆部材料是不锈钢，采用焊接制成，因此允许在工作头部和颈部的结合处存在轻微的电化学腐蚀。

目前牙科车针做 CE 认证要求对材料进行生物学评价，评价项目包含细胞毒性、皮内刺激、致敏，评价标准是 ISO 10993－10：2010、ISO 10993－5：2009。国内产品注册时审评中心也已要求提供生物学评价资料。

（7）颈部强度。

车针不得断裂，或永久变形量应不大于：

钢质车针：0.08mm；

硬质合金车针：0.05mm。

测试应在腐蚀测试后按 6.4 条要求进行。

颈部强度是个安全性指标，评价车针的强度和刚度，取决于制造商的选材和处理方法。车针是在高速旋转状态下进行切削，因此必须保证车针具有一定的颈部强度，工作中不得出现断裂或变形量不能过大。

6. 试验方法

（1）形状、尺寸以及切削刃数量。

形状、尺寸的测量和（或）检测按 ISO 8325：2004 中 5.1 ~ 5.7 的规定进行。

切削刃数量测量采用目测法。目视不清楚时可以借助放大镜、投影仪进行目测。

（2）径向跳动。

径向跳动按照 ISO 8325：2004 中的 5.8 的规定进行检测。测量点应在紧邻工作部分之后的最大直径处。

（3）耐腐蚀性。

①设备：

高压灭菌器，可在非真空模式下操作，并能提供 134 ~ 138℃ 温度和 0.22MPa（2.2bar）压力的试验条件。

②试剂：

符合 GB /T 6682—2008 的 3 级蒸馏水或去离子水。

③试样准备：

用肥皂和温水把测试件擦洗干净。用 6.3.2 中的水完全漂洗干净并干燥。

④步骤：

样品裸放入高压灭菌器中，使用 6.3.2 规定的水。升温到 134 ~ 138℃，压力 0.22MPa，保持时间为（$3_0^{+0.5}$）min，一个周期后，打开高压灭菌器，取出样品，冷却至室温。

⑤评估：

在正常目视条件下目测试样，检查有无腐蚀现象。

在进行颈部强度试验后，检测是否有影响功能的变形。

试验用高压灭菌器应能提供试验所需的温度和压力，温度仪和压力表应按相关规定定期校验。试验用水应是符合 GB /T 6682—2008 的 3 级蒸馏水或去离子水。试样务必按上述要求清洗干净，整个试验过程中应做好清洁防护，不要污染试样，以免影响试验结果。

（4）颈部强度。

在耐腐蚀性试验后按照 ISO 8325：2004 的 5.9 进行颈部强度测试。不同形状、大小的车针测试载荷不同，测试载荷 F 详见本标准的表 23 ~ 表 40 给出的数值。这些表格包括了最常用的车针尺寸。其他尺寸车针的测试载荷 F，可依据 ISO 8325 中的公式计算确定。

$$F = \frac{98 \times d_2^3}{d_1 + d_2 + l}$$

其中 F 为试验载荷，单位为牛顿；d_1 为工作部分的标称直径，单位为毫米；d_2 为最大颈部直径，单位为毫米；l 为工作部分的最小长度，单位为毫米。

因耐腐蚀测试有可能影响颈部强度，所以此处强调车针的颈部强度测试应在耐腐蚀测试后进行。

7. 质量控制

（1）抽样检验。

抽取试样至少包括 5 种不同尺寸的车针，每种车针数量不少于 20 支，总抽样数为 100 ~ 150 支，抽取的样品中必须包括三种类型的杆。检查 20 支样品有无缺陷，如果 20 支车针样品中不合格品的数量不大于 3 支，则视该组样品为合格；如果有 4 支或以上的样品不合格，则视该组样品所对应的批次产品为不合格。

（2）接收质量限（AQL）。

接收质量限，每 100 件产品中不合格产品的可接受数，不能超过 6. 5。

这些缺陷如下：

a）径向跳动值超过规定数值；

b）头部直径不符合规定直径要求；

c）颈部直径超过最大规定数值；

d）颈部强度试验中出现颈部断裂、结合部断裂或试验载荷少于规定值而颈部已有永久变形量；

e）头部长度小于最小规定数值；

f）总长度不符合规定要求。

抽样检验中明确规定了试样的种类、数量和批合格判定方法，接收质量限中明确规定了缺陷的项目和每 100 件产品中不合格产品的可接受数，为生产单位的质量控制和监管部门的质量监督提供了清晰的指导。

8. 标记

车针包装上的标记至少应包括以下信息：

a）制造商（和分销商，如需要）的名称和（或）商标；

b）工作部分的材料；

c）符合 ISO 1797 的杆部类型；

d）形状编号；

e）有效期；

f）尺寸；

g）批号；

h）如果适用，应有“无菌”字样或符号。

如果适用，应按 ISO 6360 的要求给出上述信息。

ISO 6360 系列标准里面给出了一个十五位的数字编码系统，用来划分所有类型的牙科旋转器械，与车针有关的有3部分：①ISO 6360-1第1部分：一般特征；②ISO 6360-2第2部分：形状；③ISO 6360-3第3部分：车针和刃具的特征。

车针完整的ISO数字编码有15位，本标准中b)、c)、d)三项，包含在数字编码的前9位。用ISO数据编码表示产品信息，简洁明了，国际通行，提倡采用。

应当注意，标记上除了上述规定的信息，还应符合国家食品药品监督管理局第10号令《医疗器械说明书、标签和包装标识管理规定》。

9. 包装

车针的包装形式标准中虽然没有做出规定，制造商可自行决定，但车针应能得到有效的防护，还应符合国家食品药品监督管理局第10号令《医疗器械说明书、标签和包装标识管理规定》。

（三）标准实施和未来展望

YY 0302.1—2010已于2010年12月17日发布，2012年6月1日实施，代替了YY 0302—1998。因是强制性标准，按照国家食品药品监督管理局第16号令《医疗器械注册管理办法》第三十四条规定：产品标准发生变化时，生产企业应当自发生变化之日起30日内申请变更重新注册。生产和监管单位应引起重视。

除了安全性指标，车针的切削性能对使用者来讲是最重要的技术指标，然而YY 0302.1—2010修改采用ISO 3823-1：1997，对此没有做出规定，这是本标准的不足之处。生产、使用、监管有关各方应探讨、研究该问题，在换版时对这方面进行提升。

三、YY 0302.2—2016《牙科学　旋转器械车针　第2部分：修整用车针》标准解读

（一）标准简介

YY 0302.2是YY 0302的第2部分。

根据我国车针临床的实际使用情况、监管部门检查情况、检测机构的技术情况，YY 0302.2—2016《牙科学　旋转器械车针　第2部分：修整用车针》修改采用ISO 3823-2：2003+A1：2008《牙科　旋转车针器械　第2部分：修整用车针》(Dentistry—Rotary bur instruments—Part 2：Finishing burs)（英文版）。具体差异如下：

（1）删除国际标准的前言；

（2）6.1中ISO 8325：1985条款3.1～3.5由YY/T 0874—2013（ISO 8325：2004，IDT）条款5.1替代；

（3）6.2中ISO 8325：1985条款3.1～3.5由YY/T 0874—2013（ISO 8325：2004，IDT）条款5.2～5.7替代；

（4）6.3中ISO 8325：1985条款3.6由YY/T 0874—2013（ISO 8325：2004，IDT）条款5.8替代；

（5）6.4.5.2中ISO 8325：1985条款3.7由YY/T 0874—2013（ISO 8325：2004，IDT）条款5.9替代；

（6）6.5.1中ISO 8325：1985条款3.7由YY/T 0874—2013（ISO 8325：2004，IDT）条款5.9替代。

本标准按照 GB /T 1. 1—2009 的要求进行了一些编辑上的修改；在主要内容上与国外同类标准保持一致，具有一定的先进性。

（二）YY 0302. 2 标准解读

1. 范围

本部分规定了 17 种最常用形状的钢质和硬质合金修整用车针的尺寸以及相关要求，包括这些器械的质量控制要求和标记要求。

本标准规范了钢质和硬质合金抛光用车针的产品分类、技术要求、试验方法、检验规则及标记、包装、运输和贮存，与国际同类产品技术指标保持一致，促进钢质和硬质合金抛光用车针生产的规范和生产工艺的提高。

17 种形状分别为球形、芽形、圆柱形、火焰形、蛋形、锐端圆锥形、邻间形、圆端圆锥形、梨形、子弹形、圆柱鱼雷形、圆锥鱼雷形、圆端圆柱形、圆柱半球形、倒锥形、圆端圆锥形、尖头圆锥形。钢质修整用车针有前 7 种形状，见本标准的图 1 ~ 图 7；硬质合金修整用车针上述 17 种形状都有，见本标准的图 8 ~ 图 34。

2. 规范性引用文件

下列文件对于本文件的应用是必不可少的。凡是标注日期的引用文件，仅标注日期的版本适用于本文件。凡是不标注日期的引用文件，其最新版本（包括所有的修改单）适用于本文件。

GB/T 6682—2008《分析实验室用水规格和试验方法》（ISO 3696：1987，MOD）

YY/T 0149—2006《不锈钢医用器械耐腐蚀性能试验方法》（ISO 13402：1995，MOD）

YY/T 0967. 1—2015《牙科旋转器械　杆　第 1 部分：金属杆》（ISO 1797 - 1：1992，MOD）

YY/T 0873. 1—2013《牙科　旋转器械的数字编码系统　第 1 部分：一般特性》（ISO 6360 - 1：2004，IDT）

YY/T 0873. 3—2014《牙科　旋转器械的数字编码系统　第 3 部分：车针和刃具的特征》（ISO 6360 - 3：2005，IDT）

YY/T 0874—2013《牙科　旋转器械试验方法》（ISO 8325：2004，IDT）

本部分引用的 ISO 标准因已转化为我国标准，本部分将引用的国际标准号已替换为相应的国家或行业标准号，并注明了采用关系。

3. 分类

依据工作部分的材料，钢质和硬质合金修整用车针分为下列两种类型：

1 型：钢质修整用车针；

2 型：硬质合金修整用车针。

与车针类似，随着新型齿科材料的出现，钢质修整用车针因硬度低、耐磨性差，使用范围窄而逐渐淡出市场；而性能优异的硬质合金修整用车针，目前在口腔临床和牙科技工室得到越来越广泛的应用。

4. 符号

尺寸符号的规定是为了后续图 1 ~ 图 34 和表 1 ~ 表 34 的描述更加规范、简洁、明了。

5. 要求

（1）材料。

钢质修整用车针的工作部分应用钢制成，硬质合金修整用车针的工作部分应由硬质合金制成。材料类型的选择及其处理方法由制造商决定。

杆材料应符合 YY 0967.1—2015 的要求。

随着材料科学的发展，各种性能优异的材料不断出现和应用，只要加工制成的修整用车针的质量性能符合本部分的要求，材料类型的选择及其处理方法由制造商决定，这样的规定比较合理。

（2）形状。

工作部分的形状应为本标准图 1 ~ 图 34 中规定的形状。

在尺寸规定范围内以及相应条款规定的范围内的形状变化，都是允许的。

测试应按 6.1 的要求进行。

修整用车针在口腔科的应用已有 100 多年的历史，车针工作部分的形状越来越多，各种形状的车针有不同的使用功能和特点。目前欧美国家对修整用车针的使用比较普遍、成熟，国内主要还是用具有类似功能的其他器械较多。因硬质合金修整用车针具有锋利的刃口，排屑顺畅，使用时比金刚砂车针更平滑、耐磨、产热少，具有极高的性价比，在国内逐渐得到推广。

（3）工作部分尺寸以及切削刃数量。

①尺寸和角度的单位。

尺寸单位为毫米（mm），角度单位为度（°）。

②工作部分。

工作部分的尺寸应符合本标准表 1 ~ 表 34 中的规定。

切削刃数量应符合本标准表 1 ~ 表 34 中的规定。这些数字是指中细（标准）齿形抛光车针的切削刃数量。

图 1 ~ 图 34 中所示的齿形仅为示例。齿形应由制造商规定。齿形的识别应符合 YY/T 0873.3—2014 的规定。

测试应按 6.2 的要求进行。

本标准表 1 ~ 表 34 详细规定了各种车针的尺寸及切削刃数量，表中的切削刃数量是指中细（标准）齿形的切削刃数量的最小值。本标准图 1 ~ 图 34 中所示的齿形仅为示例，YY/T 0873.3—2014 中有详细的齿形介绍，制造商可在标准的规定范围内进行个性设计，便于发挥各自优点。

③杆。

杆应为 YY 0967.1—2015 中的 1 型、2 型或 3 型。

④总长度。

器械的总长度（l_2），取决于所用杆的配合长度。

在本标准表 1 ~ 表 34 中，“标准杆”是指具有标准配合长度的杆。对于比标准杆更短或者更长的器械，其总长度（l_2）也相应地变化。关于杆的配合长度，见 YY 0967.1—2015 中表 1 的规定。

测试应按6.2的要求进行。

ISO 1797－1：1992＋A1：1997已转化成行业标准YY 0967.1—2015，杆的类型和配合长度可参见第二节5.4的介绍。

⑤钢质修整用车针的图和表。

规定了钢质修整用车针的工作部分形状、尺寸、切削刃数量、杆的类型、总长度。

⑥硬质合金修整用车针的图和表。

规定了硬质合金修整用车针的工作部分形状、尺寸、切削刃数量、杆的类型、总长度。

（4）径向跳动。

径向跳动值应不大于下列数值：

钢质修整用车针：0.08mm；

硬质合金修整用车针：0.05mm。

测试应按6.3的要求进行。

径向跳动对车针来说是重要的一个指标。径向跳动小的车针切削平稳、切削面平滑，牙医的操作手感好；径向跳动大的车针切削时振动大、切削面粗糙，影响牙医的精细操作。

（5）清洗、消毒和灭菌。

①清洗和消毒。

制造商应提供清洗和消毒的说明。

当按照这些说明进行清洗和消毒处理时，钢质和硬质合金修整用车针不应有肉眼可见的腐蚀或者功能降低。

②灭菌。

制造商应提供灭菌的说明。

当试样按照YY/T 0149—2006中第9章的要求经过三次循环测试后，硬质合金修整用车针不得有肉眼可见的腐蚀或者功能降低。

上述两个条款一是强调车针出厂时制造商应提供清洗、消毒和灭菌的说明，二是要求车针的材料和制造工艺应能承受清洗、消毒和灭菌时的环境，确保清洗、消毒和灭菌后的车针不会出现肉眼可见的腐蚀或者功能降低。国家食品药品监督管理局第10号令《医疗器械说明书、标签和包装标识管理规定》中也有此方面的要求。

（6）颈部强度。

车针不得断裂，或永久变形量不大于：

钢质修整用车针：0.08mm；

硬质合金修整用车针：0.05mm。

测试应在腐蚀测试后按6.5要求进行。

颈部强度是个安全性指标，评价车针的强度和刚度，取决于制造商的选材和处理方法，因车针是在高速旋转状态下进行切削，为避免事故发生，必须保证车针工作中不会出现断裂或变形量不能过大。

（7）硬质合金器械颜色编码。

本部分提供了硬质合金器械的颜色编码。颜色编码是对标识的补充，通常标记在器械上。制造商自行决定是否需要使用颜色编码。如果使用颜色编码，颜色应是表 8、表 11、表 12、表 13、表 16、表 20、表 34a）中所指定的颜色。

在所有硬质合金修整用车针上标注由制造商规定的颜色编码。标准细度齿形的硬质合金修整用车针应用红色颜色编码，非常细齿形的硬质合金修整用车针应用黄色颜色编码，超细齿形的硬质合金修整用车针应用白色颜色编码。

制造商可以自行决定是否在车针上标识齿形的颜色编码，如果标识颜色编码，那么就应符合上述要求。

6. 试验方法：

（1）形状、尺寸以及切削刃数量、径向跳动。

形状、尺寸和径向跳动按照 YY/T 0874—2013（ISO 8325：2004，IDT）的相关条款规定进行测量或检测。切削刃数量测量采用目测法。目视不清楚时可以借助放大镜、投影仪进行目测。径向跳动的测量点应是最大直径或者是工作部分的中间部位。

（2）耐腐蚀性。

试验用高压灭菌器应能提供试验所需的温度和压力，温度仪和压力表应按相关规定定期校验。试验用水应符合 GB/T 6682—2008 的三级蒸馏水或去离子水。试样务必按要求清洗干净，整个试验过程中应做好清洁防护，不要污染试样，以免影响试验结果。

（3）颈部强度。

在耐腐蚀性试验后按照 YY/T 0874—2013 中 5.9 的规定进行颈部强度测试。不同形状、大小的车针测试载荷不同，测试载荷 F 详见本标准表 35 ~ 表 68 给出的数值。这些表格包括了最常用的车针尺寸。其他尺寸车针的测试载荷 F，可依据 YY/T 0874—2013 中的公式计算确定。

因耐腐蚀测试有可能影响颈部强度，所以此处强调车针的颈部强度测试应在腐蚀测试后进行。

7. 质量控制

质量控制包括抽样检验和接收质量限（AQL）。

抽样检验中明确规定了试样的种类、数量和批合格判定方法，质量接收限中明确规定了缺陷的项目和每 100 件产品中不合格产品的可接受数，为生产单位的质量控制和监管部门的质量监督提供了清晰的指导。

8. 标记

规定了车针包装上的标记至少应包括的信息，同时要求按 YY/T 0873.1—2013 的要求给出上述信息。

9. 包装

车针的包装形式标准中虽然没有做出规定，制造商可自行决定，但车针应能得到有效的防护，还应符合国家食品药品监督管理局第 10 号令《医疗器械说明书、标签和包装标识管理规定》。

（三）标准实施和未来展望

（1）本标准是 YY 0302 的第二部分，第一部分已于在 2012 年 6 月 1 日实施，第二部分的制定将进一步完善牙科车针器械这一系列标准。本标准若能推广到国内牙科生产行业，将促进钢质和硬质合金修整用车针生产的规范和生产工艺的提高，与国际同类产品技术指标保持一致，对促进牙科旋转器械的发展，与国际市场接轨都有重要的意义。

（2）本标准是强制性行业标准，为规范市场秩序，保证车针的使用安全，生产和监管单位应引起重视，要严格按照本标准的要求进行生产和监管。

四、YY/T 0874—2013《牙科学　旋转器械试验方法》标准解读

（一）标准简介

目前市场上的牙科旋转器械有很多种类，例如车针、切盘、抛光器械、金刚石器械和研磨器械等，涉及的产品标准有 ISO 3823《牙科旋转器械　车针》系列标准、ISO 7711《牙科学　金刚石旋转器械》系列标准、ISO 7787《牙科旋转器械　技工室刃具》系列标准等，其中的测试方法都引用 ISO 8325《牙科学　旋转器械测试方法》。本标准颁布实施前，国内注册的牙科旋转器械大都采用企业标准进行注册，没有统一的测试方法，为了规范牙科旋转器械的生产和注册，由国家食品药品监督管理局提出，广州医疗器械质量监督检验中心负责起草了这份 YY/T 0874—2013（ISO 8325：2004，IDT）行业标准。

因 ISO 8325：2004 在国际上通用多年，测试方法比较成熟，很多 ISO 标准都引用该标准的试验方法，国内相关标准 YY 0302—1998《高速牙科车针》、YY 91064—1999《牙科旋转器械　钢和硬质合金牙钻技术条件》中主要检测项目的检测方法和 ISO 8325：2004 相近，因此本标准等同采用国际标准 ISO 8325：2004《牙科学　旋转器械试验方法》。

（二）YY/T 0874—2013 标准解读

1. 范围

本标准规定了牙科旋转器械例如车针、切盘、抛光器械、金刚石器械和研磨器械的尺寸特征、颈部强度以及表面粗糙度的测量方法。

本标准并未提供牙科用旋转器械所使用材料特性的测试方法。

注：关于这些特性的测试，可参见各自的产品标准。

本标准不适用于牙根管器械（见 ISO 3630－1）。

本标准的适用范围主要包括车针、切盘、抛光器械、金刚石器械和研磨器械，明确不适用于牙根管器械。本标准的测试项目包含牙科旋转器械的尺寸特征（工作部分的形状、直径、长度、锥度角和径向跳动值，杆部和心轴的尺寸，颈部直径，器械总长度）、颈部强度、表面粗糙度。

2. 规范性引用文件

本标准的规范性引用文件如下：

ISO 1797－1《牙科旋转器械　杆部　第1部分：金属杆》（Dental rotary instruments—Shanks—Part 1：Shanks made of metals）。

ISO 1797－2《牙科旋转器械　杆部　第2部分：塑料杆》（Dental rotary instruments—Shanks—Part 2：Shanks made of plastics）。

ISO 1942《口腔词汇》（Dental vocabulary）

ISO 3274《产品几何技术规范（GPS）表面结构　轮廓法　接触（触针）式仪器的标称

特性》［Geometrical Product Specifications（GPS）—Surface texture：Profile method—Nominal characteristics of contact（stylus）instruments］。

ISO 4288《产品几何技术规范（GPS）表面结构　轮廓法　评定表面结构的规则和方法》［Geometrical Product Specifications（GPS）—Surface texture：Profile method—Rules and procedures for the assessment of surface texture］。

3. 术语和定义

本标准采用 GB /T 9937 的术语和定义。

GB /T 9937—2008 口腔词汇共有 5 部分，第 1 部分是《基本和临床术语》，第 2 部分是《口腔材料》，第 3 部分是《口腔器械》，第 4 部分是《牙科设备》，第 5 部分是《与测试有关的术语》。

4. 试验方法

（1）概述。

本标准中所规定的试验方法涉及牙科旋转器械的主要尺寸特征。这些试验方法针对器械单一特征的试验步骤予以表述。

除下列规定的试验方法，如果存在其他等效试验方法和试验装置并能得到近似的测试结果，则可使用这些方法和设备。如果试验结果存在矛盾，应以本标准所规定的试验方法为准。

关于试验结果的评估，可参见相关的产品标准。

本标准中所规定的试验方法涉及牙科旋转器械的主要尺寸特征，并不包含牙科旋转器械的所有测试方法，本标准没有规定的测试方法见对应产品标准的规定。

因检测技术的发展，出现了很多精度更高、功能更多的先进检测设备，如数字影像测量仪、三坐标测量仪等，本标准许可使用。如果有关各方定义试验结果有异议，则应以本标准所规定的试验方法为准。

本标准只规定试验方法，对于试验结果的判定还是要参见相关产品标准中的评价方法。

（2）试验环境。

试验应在 20 ~ 25℃ 的室温下进行。

材料有热胀冷缩，试验设备有工作环境要求，环境温度过高或过低不仅会影响试验结果的准确性，还会影响试验设备的寿命。20 ~ 25℃ 的室温是公认的最佳试验环境温度。

（3）试验仪器。

本标准列出了 10 个类型的试验仪器：千分尺、游标卡尺、千分表、比较仪、测量显微镜、投影仪、环规、气动量规、角度计、激光扫描仪。

试验单位应根据所需测量器械的特征，选用具有合适精确度的测量仪器。其他精密仪器如果适用同样也可使用。注意试验仪器应妥善保管、定期保养并按相关规定进行周期校准或检定。

5. 器械单独特征的测量

1）工作部分形状

（1）测量仪器。

应使用4.3条款中所列举的适当仪器，其精确度≤0.01mm。

测试时加载的测量力应不大于1.5N。

（2）测量位置。

测量位置应包括能反映测试件整体形状的代表位置。

（3）测量程序。

对工作部分的形状进行目测或采用5.1.1中规定的仪器测量。进行一次测量。

目前来说，使用比较仪、测量显微镜、投影仪进行形状测量比较普遍，是非接触式测量。

若使用千分尺、卡尺等进行接触式测量，测量加载力应不大于1.5N，否则会影响测量精度和仪器寿命。

测量位置应包括能反映测试件整体形状的代表位置。一般指工作部分外轮廓上的曲线、圆弧、角度等特征。

2）工作部分直径

（1）测量仪器。

使用4.3中所列出的合适仪器，其精确度≤0.01mm。

测试时加载的测量力应不大于1.5N。

如果试验结果存在争议，应以千分表试验结果为准。

（2）测量位置。

除产品标准中另有规定外，测量位置如下：

a）对于圆柱形器械：为工作部分的中部；

b）对于非圆柱形器械：为工作部分的最大直径处。

（3）测量程序。

使用5.2.1规定的仪器测量工作部分的直径。

在圆周表面上进行一次测量。

对于金刚砂车针，沿测试件外周每隔120°共测量3次。在测量下一点前，测试仪器的刃口应与测试件分离。将3次测量结果分别记录为d_1、d_2和d_3。

（4）金刚砂车针试验结果计算。

使用下面的公式计算金刚砂车针的平均直径：

$$d = \frac{d_1 + d_2 + d_3}{3}$$

式中：

d_1——第一次测量所得出的直径；

d_2——第二次测量所得出的直径；

d_3——第三次测量所得出的直径。

除产品标准中另有规定外，圆柱形器械的测量位置为工作部分的中部；非圆柱形器械的测量位置为工作部分的最大直径处。在圆周表面上进行一次测量。

因金刚砂车针的工作部分较其他旋转器械更加不规则，为使测量结果更准确，金刚砂车针测量工作部分的直径时应沿测试件外周每隔120°共测量3次。取3次测量的算术平均值。注意，在测量下一点前，测试仪器的刃口应与测试件分离。为提高测量准确度，其他旋转器械推荐使用该方法。

3）颈部直径

（1）测量仪器。

使用4.3中所列出的合适仪器，精确度≤0.01mm。

如果所使用的仪器为机械式测试仪器，则这些仪器应配备有由碳化钨硬质合金制成的刃口，其厚度≤0.3mm。

测试时加载的测量力应不大于1.5N。

（2）测量位置。

应测量工作部分后的最小直径，或者是器械连颈后的最小直径（若适用）。

（3）测量程序。

使用5.3.1规定的仪器测量器械的颈部直径，进行一次测量。

器械的颈部大多不是圆柱状，而是圆锥状或不规则曲面，如果用机械式测试仪器如游标卡尺，测量刃口的厚度越宽测量误差越大，所以此处规定测量刃口的厚度≤0.3mm来控制测量误差。推荐使用非接触式的投影仪进行测量，能方便、准确找到最小直径的测量点。

4）杆部和心轴的尺寸

杆部和心轴的尺寸应符合ISO 1797－1和ISO 1797－2的规定。

也可参考ISO 13295。

测试时加载的测量力应不大于1.5N。

上述提到的ISO标准已陆续转化成国内行业标准，可参见以下行业标准：

YY/T 0967.1—2015《牙科旋转器械　杆　第1部分：金属杆》（ISO 1797－1：1992/Amd.1：1997，IDT）；

YY/T 0967.2—2015《牙科旋转器械　杆　第2部分：塑料杆》（ISO 1797－2：1992，MOD）；

YY/T 0913—2015《牙科　旋转器械用心轴》（ISO 13295：2007，IDT）。

5）工作部分长度

（1）测量仪器。

使用4.3列出的合适测量仪器，精确度≤0.01mm。

测试时加载的测量力应不大于1.5N。

（2）测量位置。

测量点应为工作部分最短长度的两端端点，也包括涂层颈部（若适用）。

（3）测量程序。

用5.5.1规定的仪器测量工作部件的长度，进行一次测量。

注意测量点为工作部件最短长度的两端端点。部分器械的工作部件长度用游标卡尺等接触式仪器测量时不能准确对准测量点或存在倾斜测量情况，这都会影响测量值的准确性，推荐使用非接触式仪器（如投影仪）进行测量。

6）总长度

（1）测量仪器。

使用4.3列出的合适测量仪器，精确度≤0.01mm。

测试时加载的测量力应不大于1.5N。

（2）测量位置。

测量点应为器械的两端端点，包括工作部分尖端和杆部端点。

（3）测量程序。

用5.6.1规定的仪器测量总长度，进行一次测量。

一般情况下都选用符合精度要求的卡尺进行总长度测量，应注意测量时器械的轴心线应与卡尺的尺身平行。如果不平行，测量值会偏大。

7）工作部分锥度角

（1）测量仪器。

应使用4.3列出的合适仪器，精确度≤2′［即（1/30°）］。

测试时加载的测量力应不大于1.5N。

（2）测量位置。

应将合适的测量仪器置于工作部分的锥度角末端进行测量。

测量点至少应为测试件工作部分表面上的两个具有代表性的点，两个点之间的距离应尽可能分开。

（3）测量程序。

使用5.7.1规定的测量仪器，以基准线（轴线）为参考测量锥度角。

测量锥度的相关直径和长度，若有需要，计算锥度角。进行一次测量。

一般选用测量显微镜、投影仪、角度计来测量锥度角，角的边线对得尽量长一些，边线越长角度测得越准。

8）工作部分径向跳动值

（1）夹持装置和测量工具。

①夹持装置。

测量径向跳动值的夹持装置应如下：

a）对于具有符合ISO 1797－1杆部的器械，使用可调节l_1和l_2尺寸（见图14－7）的V型槽；

b）对于具有符合ISO 1797－2杆部的器械，使用等效的夹持装置，例如精密夹头；

c）对于测试棒，使用等效的夹持装置。

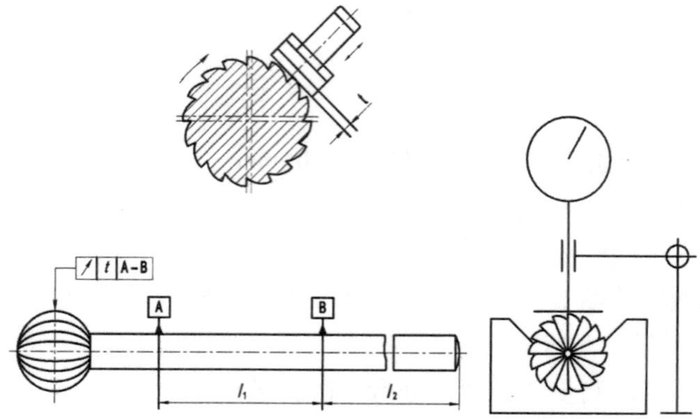

图 14－7　V 型槽测量装置

尺寸 l_1 和 l_2 取决于测试件的杆部类型和配合长度，应符合表 14－3 规定。

表 14－3　尺寸 l_1 和 l_2　　单位：毫米

杆部类型 ISO 1797[a]	配合长度 ISO 1797[a]	l_1	l_2
1	9	5	3
1	11 和 12	7	3
2	15	10	3
2	30	9	20
3	9	5	2
3	11 和 12	7	2
4	15	10	3
4	30	9	20
a：适用的标准，可以是 ISO 1797－1 或 ISO 1797－2			

②测量仪器。

使用 4.3 条款列出的合适仪器，精确度≤0.01mm。

测试时加载的测量力应不大于 0.3N。

夹持装置对径向圆跳动的测量非常关键，它是测量基准的重要部分，它的精度直接影响测量结果，所以必须选用符合本标准规定的夹持装置。

尺寸 l_1 和 l_2 是对器械夹持位置的要求，主要考虑到旋转器械杆部本身圆跳动的不利影响，器械工作部分离夹持位置越远影响越大，越近影响越小。因此尺寸 l_1 和 l_2 符合表14－3中的规定很有必要。

因器械受力变形会影响测量值，故为减少误差，加载的测量力应不大于 0.3N。

（2）测量位置。

测量点在相关的产品标准中有规定，应位于测试件工作部分表面上。

如果未规定测量位置，对于圆柱形和圆锥形器械，测量点应为工作部分的中间位置，对于其他形状的器械，测量点应为工作部分的最大直径处。

一般而言，对于圆柱形和圆锥形器械，测量点应为工作部分的中间位置，对于其他形状的器械，测量点应为工作部分的最大直径处。

（3）测量程序。

按被检测的杆部类型（表14－3）调节夹持装置的 l_1 和 l_2 尺寸。将测试件放置于夹持装置内，缓慢旋转360°。使用条款5.8.1.2规定的仪器测量测试件工作部分外表面的径向跳动值。

记录最大读数（t_2）和最小读数（t_3）。用下列公式计算两读数间的差值，记为径向跳动值（t_1）：

$$t_1 = t_2 - t_3$$

对于车针或刃具类器械而言，因工作部分的径向表面非连续圆周，转到两个刃口间的过渡处不应读数；应读取测量点在刃口的数值，因实际使用时也是刃口与被切削件接触。

9）颈部强度

（1）承载装置和测量仪器。

①承载装置。

所使用的装置应能承受载荷 F，将测试件置于夹头之中，与水平线呈22.5°角，将载荷施加于测试件的自由端。该夹头应能使不同长度的测试件所伸入的深度达到条款5.9.3的要求。

②测量仪器。

使用条款4.3列出的合适仪器，精确度≤0.01mm。

测试时加载的测量力应不大于0.3N。

（2）试验载荷。

所施加的载荷 F 应符合相关的产品标准，由以下公式计算得出：

$$F = \frac{98 \times d_2^3}{d_1 + d_2 + l}$$

式中：

F——试验载荷，单位为牛顿（N）；

d_1——工作部分的标称直径，单位为毫米（mm）；

d_2——最大颈部直径，单位为毫米（mm）；

l——工作部分的最小长度，单位为毫米（mm）。

（3）测量程序。

将测试件置于夹头之内，夹持位置为颈部与杆部的连接处。旋转测试件，记录最大径向跳动值（t_4）。使测试件最大径向跳动值垂直向上放置测试件。垂直向上施加测试载荷

F，如图 14－8 所示，或按相关的产品标准施加载荷。

施加试验载荷 F 达 5s。如果测试件断裂，则试验不合格。如果测试件未断裂，再次测量径向跳动值（t_5）。

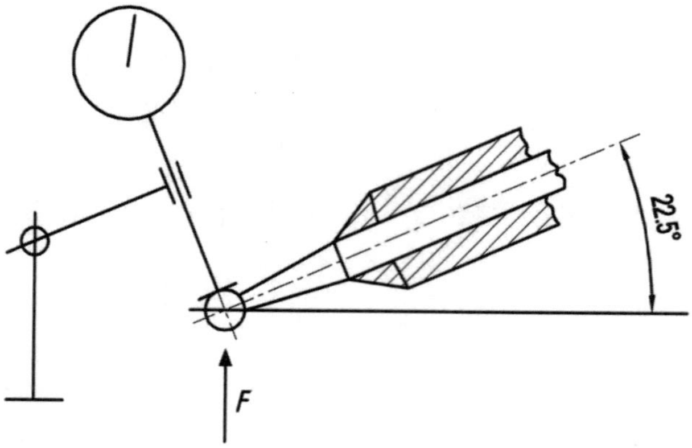

图 14－8　与水平面成 22.5°夹角的试件

（4）永久变形量。

按下列公式计算永久变形量 t_6：

$$t_6 = t_5 - t_4$$

式中：

t_4——施加试验载荷前的最大径向跳动值；

t_5——施加试验载荷后的最大径向跳动值。

（5）颈部强度测试时的注意事项。

①承载装置本身要足够牢固，角度和精度符合要求；

②夹持位置为器械颈部与杆部的连接处；

③使测试件最大径向跳动值垂直向上放置测试件；

④所施加载荷 F 应符合相关的产品标准，若产品标准中无规定则按给定公式计算得出；

⑤施加试验载荷 F 的时间应达 5 秒钟。

10）表面粗糙度

按照 GB/T 6062 和 GB/T 10610 要求测量表面粗糙度。

目前符合 GB/T 6062 和 GB/T 10610 要求的专业粗糙度检测仪应用很普遍，选用合适的即可。

第 15 章 牙科手机

一、产品简介

随着人类社会的进步和发展，经济收入的增长，人们的口腔保健意识日趋强烈，口腔防治事业得到空前的重视和发展，从而极大地刺激了口腔医疗设备的市场需求，而口腔治疗中最基本、最关键的治疗工具——牙科手机，也就成为重中之重。牙科手机是牙科治疗中常用的医疗器械，一般与牙科治疗机配套使用，由牙科治疗机提供水源、气源和电源等基本工作条件。牙科手机广泛用于牙科治疗中牙体的钻、切、削及修复体的修整或牙科临床打磨、模型修磨等工作。

牙科手机主要有高速气涡轮手机、气动马达手机（气动马达、直/弯手机）和低压电动马达手机（电动马达、直/弯手机）。高速气涡轮手机具有高速、轻便、切割力强等优点，但存在扭矩不足、速度和力量不能控制、噪声大、振动大等问题。气动马达手机一般也称为低速手机，转速较低，可根据口腔临床要求进行钻削、打磨等。随着科学技术的发展，低压电动马达手机以扭矩大、速度和力量可有效控制、低噪声、低振动、可变低速、高性能等优势，有可能取代一部分气动马达手机和高速气动涡轮手机。未来牙科无碳刷低压电动手机将是牙科手机行业发展的趋势。

1. 高速气涡轮手机

高速气涡轮手机主要由机头、手柄和接头组成。高速气涡轮手机利用压缩空气对风轮片施加推力，使其高速旋转。当高压流动空气沿进气管进入进气口时，高压气流便对风轮片产生推力，使风轮带动夹轴及其夹持的车针高速旋转，连续而稳定的气流使风轮匀速旋转。带有快换接头的高速气涡轮手机可方便快捷地与连通管插拔。

2. 直手机

直手机一般由主轴、卡簧、轴承、锁紧螺母、连接叉和外壳等组成。直手机通过连接叉装置和马达连接，马达的动力传动到轴芯，带动卡簧上的钻头旋转。变速直手机装有变速齿轮盘、齿轮杆。根据不同的使用需要，可以选择不同变速比的直手机。常见的有1:1等速直手机和1:2增速直手机。

3. 弯手机

弯手机一般由带齿轮的夹轴、轴承、连接叉、头壳和外壳等组成。弯手机通过连接叉装置和马达连接，马达的动力传动到轴芯，轴芯带动卡簧上的钻头旋转。变速弯手机装有变速齿轮盘、齿轮杆。根据不同的使用需要，可以选择不同变速比的弯手机。常见的有1:1等速弯手机和1: 2、1:3、1:5增速弯手机以及进行低速操作如根管扩大、牙种植等治疗中需要使用的4:1、10:1、16:1、20:1、32:1、64:1、128:1、256:1等减速弯手机。

直手机和弯手机不能单独工作，应与气动马达或电动马达配套使用。

4. 气动马达

气动马达是由定子、转子、轴承、滑片、滑片弹簧、输气管、调气阀、消音气阻及空气过滤器组成，其工作原理如下：高压空气沿马达定子内壁切线方向进入缸体内部，形成旋转气流，借助滑片推动马达转子旋转，转子通过联轴叉带动直、弯手机工作。

5. 电动马达

电动马达一般分为有碳刷电动马达和无碳刷电动马达。有碳刷电动马达存在易磨损、碳粉污染、电火花干扰等缺点。无碳刷电动马达由转子（永磁铁或磁钢）、定子（绕组）、控制电路板组成。其工作原理是在马达的后端固定传感器，用来检测转子的相位，并将相位信号传送给控制主机。主机根据相位信号，决定某组线圈通电和断电，从而产生不断变化的电磁力，推动转子磁钢运转，转子通过联轴叉带动直、弯手机工作。

气动马达和电动马达只是动力源，应与直手机或弯手机配套使用。

二、牙科手机标准简介

（一）概述

牙科手机标准包含 4 个牙科手机行业标准和 2 个与之相关的标准。

4 个牙科手机行业标准：

（1）YY 1045.1—2009《牙科手机　第 1 部分：高速气涡轮手机》（ISO 7785 - 1：1997，IDT）；

（2）YY 1045.2—2010《牙科手机　第 2 部分：直手机和弯手机》（ISO 7785 - 2：1995，MOD）；

（3）YY 0837—2011《牙科手机　牙科气动马达》（ISO 13294：1997，MOD）；

（4）YY 0836—2011《牙科手机　牙科低压电动马达》（ISO 11498：1997，MOD）。

2 个与牙科手机连接标准：

（1）YY/T 0514—2009《牙科手机　软管连接件》（ISO 9168：1991，MOD）；

（2）YY 1012—2004《牙科手机　联轴节尺寸》（ISO 3964：1982，IDT）。

高速气涡轮手机和软管（连通管）的连接、气动马达和软管（连通管）的连接均应遵循 YY/T 0514—2009《牙科手机　软管连接件》，这样可以保证手机能够与配有符合 YY/T 0514连通管的任何一款治疗机通配。

直手机、弯手机与气动马达和/或电动马达的连接，应遵循 YY 1012—2004《牙科手机　联轴节尺寸》，这样可以保证直手机和弯手机能够与符合该标准的任何一款气动马达和电动马达通配。

电动马达比较特殊，这是因为电动马达和软管（连通管）的连接无统一标准可循，制造商一般均提供与电动马达配套的软管（连通管）和控制系统，不能通配。

为了便于理解牙科手机产品和牙科手机系列标准的对应关系，可参考图 15 - 1、15 - 2、15 - 3、15 - 4：

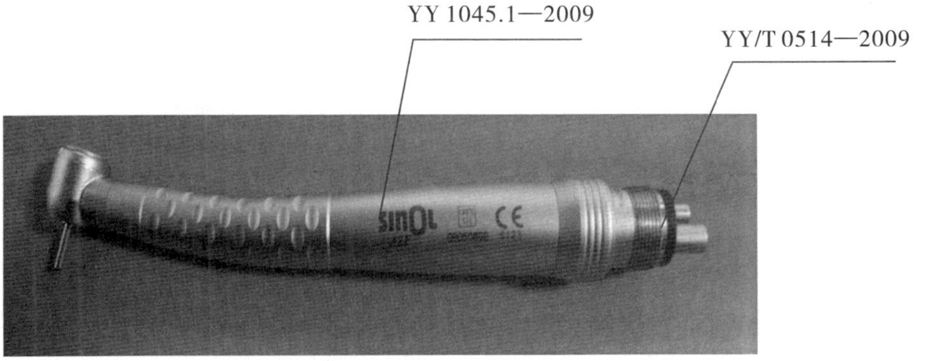

图 15－1　高速气涡轮手机

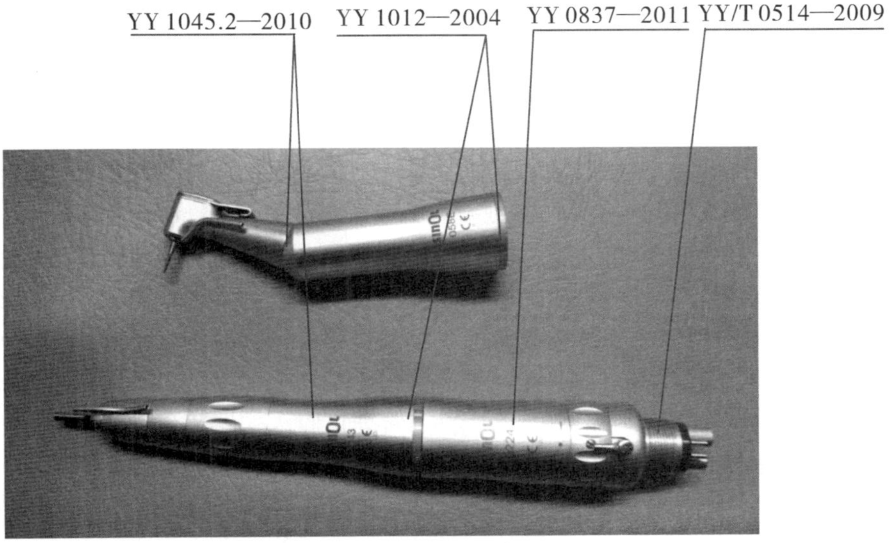

图 15－2　弯手机、直手机和气动马达

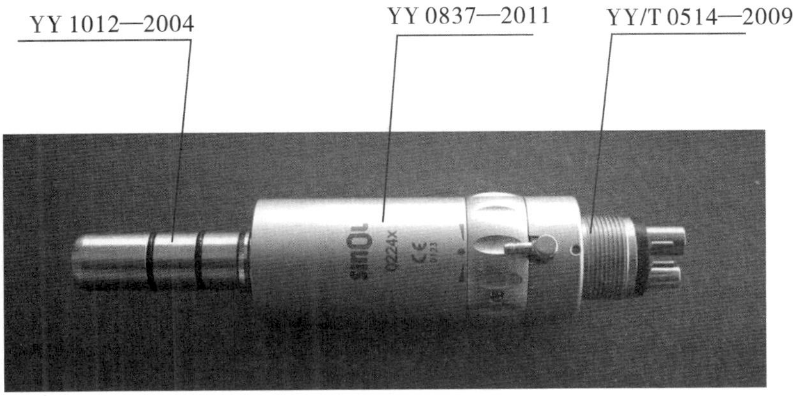

图 15－3　气动马达

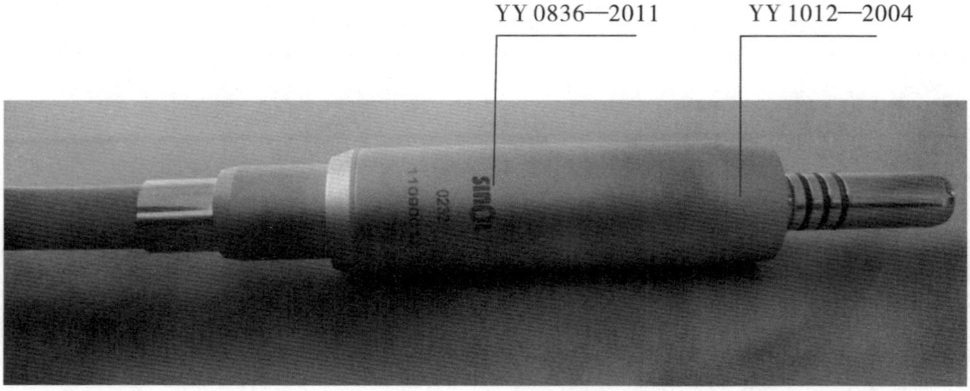

图 15－4　电动马达

（二）牙科手机标准的来源

1. 标准的制修订及管理

国家标准化管理委员会（SAC）和国家食品药品监督管理局医疗器械标准管理中心是医疗器械标准的监管机构。医疗器械标准的制修订工作由医疗器械各专业标准化技术（分技术）委员会负责。全国口腔材料和器械设备标准化技术委员会成立于1987年，总体负责口腔材料、器械和设备标准，目前主要负责口腔材料标准的规划、制修订和管理工作，承担与ISO /TC 106对口的业务工作；成立于2008年的全国口腔材料和器械设备标准化技术委员会齿科设备与器械分技术委员会负责口腔设备和器械标准的规划、制修订和管理工作。口腔医疗器械标准包括通用标准、管理标准和产品标准。目前口腔医疗器械标准体系已基本建全，共制修订标准百余项，为依法科学管理口腔医疗器械奠定了基础，起到了规范产品质量、促进行业发展的作用。

国际标准化组织ISO是世界上最大的国际标准化机构，成立于1947年。ISO的宗旨是在全世界范围内促进国际物资交流与服务，并扩大知识、技术和经济方面的合作。我国是ISO创始国之一，1952年停止会籍，1978年恢复成员国资格。ISO/TC 106 Dentistry牙科技术委员会作为ISO的分支机构，负责口腔设备、器械和材料制定标准和技术规范等。全国口腔材料和器械设备标准化技术委员会是ISO/TC 106 Dentistry的积极成员（P成员），有投票权。

随着全球一体化程度的加强，我国也鼓励积极采用国际标准，缩小与发达国家的差距，突破其市场准入关；同时多参加国际标准化活动，多参与国际标准的制定，多推荐我国标准实质转化为国际标准。

我国国家标准与相应的国际标准的一致性程度分为：等同、修改和非等效。一致性程度及代号见表15－1：

表 15－1 我国标准与相应的国际标准一致性程度及代号

一致性程度	代号
等同	IDT
修改	MOD
非等效	NEQ

2. 牙科手机标准历程

（1）高速气涡轮手机标准。

我国高速气涡轮手机标准版本情况见表 15－2：

表 15－2 我国高速气涡轮手机版本情况

标准代号	标准名称	发布部门	备注
WS 2－290－82	高速涡轮牙钻机手机	（部标准）卫生部	
GB 12133－89	高速涡轮牙钻手机（车头）	（国家标准）技术监督局	
YY 91045—1999	高速涡轮牙钻手机（车头）	国家食品药品监督管理局	1999 年国家标准清理整顿专业标准和部委标准
YY 1045.1—2009（ISO 7785－1：1997，IDT）	牙科手机 第 1 部分：高速气涡轮手机	（行业标准）国家食品药品监督管理局	

从以上看出：

①高速气涡轮手机标准经历了 4 版，实际上只有 3 种标准文本，1999 年国家标准清理整顿时，只是将 GB 12133－89 的标准号变为过渡号 YY 91045—1999 而已，标准内容并未修订；

②高速气涡轮手机标准种类的演变：部标准、国家标准、行业标准；

③高速气涡轮手机标准名称的演变："高速涡轮牙钻机手机"—"高速涡轮牙钻手机（车头）"—"牙科手机 第 1 部分：高速气涡轮手机"；

④高速气涡轮手机标准的前 3 版，都属于我国制定的产品标准，而现行有效版本 YY 1045.1—2009《牙科手机 第 1 部分：高速气涡轮手机》是等同采用 ISO 7785－1：1997 Dental handpieces—Part1：High-speed air turbine handpieces，这也是第 4 版与之前的 3 个版本无论是从技术内容、检测方法，还是标准结构和文本差异较大的原因。

ISO 国际标准高速气涡轮手机版本情况：ISO 7785－1：1992 Dental handpieces—Part1：High-speed air turbine handpieces；ISO 7785－1：1997 Dental handpieces—Part1：High-speed air turbine handpieces。

（2）其他牙科手机标准。

直手机、弯手机、气动马达和电动马达的行业标准均为首次制定，也就说，在这之前这些产品没有国家、行业标准，这3个行业标准均由对应的ISO国际标准修改采用转化而来：YY 1045.2—2010《牙科手机　第2部分：直手机和弯手机》（ISO 7785－2：1995，MOD）；YY 0837—2011《牙科手机　牙科气动马达》（ISO 13294：1997，MOD）；YY 0836—2011《牙科手机　低压电动马达》（ISO 11498：1997，MOD）。

ISO国际标准直手机、弯手机、气动马达和电动马达版本情况：①直手机、弯手机：ISO 7785－2：1991 Dental handpieces—Part2：Straight and geared angle handpieces；ISO 7785－2：1995 Dental handpieces—Part2：Straight and geared angle handpieces。②气动马达：ISO 13294：1997 Dental handpieces—Dental air-motors。③电动马达：ISO 11498：1997 Dental handpieces—Dental low-voltage electrical motors。

三、牙科手机标准解读

上文已介绍，牙科手机标准包含4个牙科手机行业标准和2个与之相关的标准。

为了便于理解，牙科手机系列标准使用GB/T 9937给出的定义和术语：

（1）牙科手机（dental handpiece）：与牙科治疗机相连，用于口腔病人治疗的手持式器械。

（2）直手机（handpiece，straight）：用来向器具传递和（或）转换旋转运动的手机。其轴与手机主轴相重合。

（3）弯手机[handpiece，angled（general term）]：主轴与被夹器械或器具呈角度的牙科手机。

（4）牙科微型马达：电动或气动小型马达，与手机配合或作为手机的一个部件。

另外还有一些重要条款：

（1）夹持力：规定测试棒从卡头中拔出的力值，这直接关系到牙科手机的安全性，夹持力不足可能引起车针脱落现象，造成人员伤害，甚至发生严重的事故。

（2）传递扭矩：规定在卡头锁紧时，测试棒应能传递一定的扭矩而不得打滑。这是牙科手机有效性的指标。

（3）喷水喷雾：规定一定水压、气压下的水流量和气流量应达到的要求，以保证车针工作区域的冷却效果，否则可能造成牙齿的损伤。

（4）转矩：规定应达到的转矩值可保证牙科手机的安全和有效性。

其他如电气安全要求、抗灭菌性等要求对于牙科手机也很重要。

（一）YY 1045.1—2009和YY 1045.2—2010标准解读

1. 概述

YY 1045牙科手机标准分为两个部分：YY 1045.1《牙科手机　第1部分：高速气涡轮手机》；YY 1045.2《牙科手机　第2部分：直手机和弯手机》。

YY 1045牙科手机这两个部分的标准在技术要求和文本结构上都非常类似。不同之处会特别注明。

（1）采用国际标准情况。

YY 1045.1—2009等同采用ISO 7785-1：1997 Dental handpieces—Part 1：High-speed air turbine handpieces。

YY 1045.2—2010修改采用ISO 7785-2：1995 Dental handpieces—Part 2：Straight and geared angle handpieces。主要修改内容如下：

①删除ISO 7785-2：1995中的5.2.2；

②删除ISO 7785-2：1995“规范性引用文件”中的IEC 651：1979；

③ISO 7785-2：1995“规范性引用文件”引用的ISO 6507-2：1983由ISO 6507-2：1997取代，GB/T 4340.1—1999修改采用ISO 6507-1：1997。此处用GB/T 4340.1—2009代替ISO 6507-1：2005。

关于YY 1045.2—2010中删除ISO 7785-2：1995中的5.2.2测试棒，是因为高速气涡轮手机YY 1045.1—2009标准中5.2.2条款的测试棒，有人误读为高速气涡轮手机产品中应配备，其实这只是在进行产品性能测试时需要夹持的测试棒，而非产品必备。为了避免出现歧义，在YY 1045.2—2010要求的条款中删除ISO 7785-2：1995中的5.2.2。

（2）范围。

YY 1045.1—2009规定了用于患者的高速气涡轮手机的性能要求和试验方法，还包括制造商的使用说明书、包装和标志。YY 1045.1—2009不适用于一次性使用的牙科手机。

YY 1045.2—2010规定了用于患者的直手机和弯手机的性能要求和试验方法，还包括制造商的使用说明书、标志和包装。这些牙科手机是以电动或气动马达为动力。

YY 1045.1—2009和YY 1045.2—2010这两个标准强调的是用于患者的牙科手机，若牙科手机不用于患者，仅用于技工等其他方面，则不适用。一次性使用的牙科手机也不适用YY 1045.1—2009。

2. 分类

高速气涡轮手机是指最小空载转速为160 000 r/min的牙科手机。

直手机和弯手机是由牙科低压电动马达或牙科气动马达驱动的牙科手机。

牙科手机根据齿轮速比分类，见表15-3：

表15-3 齿轮速比

类型	齿轮速比
1	1: <1
2	1: 1
3	1: >1

高速气涡轮手机通常为2型手机。

直手机和弯手机3种类型均有，通常称为等速手机、增速手机、减速手机。

3. 要求

（1）综合设计。

综合设计有4项要求，标准分别从操作、材料、结构和布局、头部尺寸提出相应的要求，符合这些要求在客观上不能直接评价。只有满足标准的所有要求，才认为符合YY 1045标准中5.1的要求。这些要求是：

①手机应适合操作者使用且易于操作。外表面应便于清洁，且特别注意能够提供安全的抓取面供操作者操作。

②手机结构使用的所有材料应适合其预期用途，且能够承受制造商推荐的清洁、消毒和灭菌方法。

③手机的结构应保证操作安全可靠，如果现场维修，可方便地使用常用的工具或制造商提供的工具，在维护和修理时易于拆卸和重新装配。

④如果制造商在使用说明书中包含了头部尺寸和/或前端尺寸（注：前端尺寸仅适合YY 1045.2—2010直手机和弯手机），那么头部尺寸和/或前端尺寸应如YY 1045.1—2009和YY 1045.2—2010标准中的图1所示，使用标准中的图1中的术语，并且在长度上精确到±0.1mm，角度上精确到±1°。

（2）夹头。

夹头是牙科手机关键部件，其夹持系统直接关系牙科手机的安全性和可靠性。

YY 1045标准中列举了几种夹头型式，以及不同的夹头所对应的夹持力、传递扭矩以及径向跳动的要求。

YY 1045.1—2009中列举了弹簧式夹头及摩擦式夹头（spring-type chuck，friction grip）、机械式夹头（mechanical locking chuck）、压盖式夹头和其他方式（push-button locking chucks and other systems）3种型式的夹头。目前高速气涡轮手机通常采用压盖式。

YY 1045.2—2010中列举了弹簧式夹头及摩擦式夹头（spring-type chuck，friction grip）、机械式夹头（mechanical locking chuck）、卡式夹头（latch-type chuck）、压盖式夹头和其他方式（push-button locking chucks and other systems）4种型式的夹头。目前弯手机通常采用卡式和压盖式。

无论牙科手机采用哪种型式的夹头，均要求：

①应能装进符合ISO 1797-1标准的车针；

②对于高速气涡轮手机，测试棒空载转动时的径向跳动应小于0.03mm；对于直手机和弯手机，测试棒空载转动时的径向跳动不能超过0.08mm。

（3）性能（仅对YY 1045.1—2009高速气涡轮手机）。

YY 1045.1—2009在性能中规定了高速气涡轮手机转速、制动扭矩的要求。

测试棒的旋转速度应为制造商在使用说明书中声明的最小空载转速，且应不小于160 000r/min。

制动扭矩应不小于0.05 N·cm。

（4）水源和喷雾气源。

对牙科手机提供水冷却、气冷却的能力提出相应要求：

①如果提供水冷却，手机应能在车针的工作区域提供水冷却。在200kPa（2.0bar）

时，手机水流量应不小于50mL/min。

②如果提供气冷却，手机应能在车针的工作区域提供气冷却。在200kPa（2.0bar）时，手机气流量应不小于1.5 L/min。

③如果同时使用水和气冷却，应能形成冷却雾并喷到车针的工作区域。

（5）手机连接头。

高速气涡轮手机连接头中驱动气、排气、雾化气、冷却水和光纤接口的结构、尺寸和公差应符合YY/T 0514的要求。

直手机、弯手机末端的结构、尺寸和公差应符合YY 1012的要求。

（6）气压（仅对YY 1045.1—2009高速气涡轮手机）。

当气压大于推荐的工作气压的50%以上时，手机应保持完整，不得断裂或破裂。

（7）噪声（仅对YY 1045.1—2009高速气涡轮手机）。

手机的A计权声压值应不超过80dB。

（8）耐腐蚀性。

手机应能耐腐蚀，即结构材料在按标准规定进行高温蒸气灭菌后，不得出现可见的腐蚀现象。

（9）抗灭菌性。

对制造商推荐的灭菌步骤，手机应至少能承受250次循环，而无损坏现象。

如果手机的一部分是一次性的且整体或部分不可修补的，那么一次性部分在销售时应是灭菌或按照制造商的说明书在使用前消毒一次。

（10）温升（仅对YY 1045.2—2010直手机和弯手机）。

在额定的工作条件下，可触及的外壳表面温度不应超过环境温度20℃。

（11）光照供电（如适用）。

用安全特低电压变压器或有等效隔离程度的装置与供电网隔离，当变压器或变换器由额定供电电压供电时，在不接地的回路中，导体间交流电压应不超过25V或直流电压不超过60V标称值的电压。

4. 试验方法

在YY 1045标准的试验方法中有关夹持力、径向跳动、扭矩等与之前的版本有较大差异，比如径向跳动的检测由接触式测试方法变为非接触式检测，扭矩测试是由定性测量变为定量检测，但是只要购买到非接触式测试仪器和扭矩仪，便可以方便地进行。

下面以YY 1045.1—2009为例，讲一下夹持力的测试方法，供大家参考。

YY 1045.1中关于夹持力的检测要求，跟我国高速气涡轮手机之前的行业标准版本YY 91045—1999明显不同。牙科高速气涡轮手机在口腔治疗中车针的夹持可靠性和稳定性，特别是在高速旋转中夹持的可靠性非常重要，如果夹持力太小，那么车针可能会在口腔治疗中脱落，造成伤害，甚至发生严重的事故。因此从安全角度考虑，YY 1045.1—2009中对高速手机的夹持力规定应不小于22N，并对测试方法进行了详细的说明。YY 1045.1—2009中7.3.1.2条款规定了夹持力的检测方法，“按照制造商的说明将测试棒插入手机，在推荐的最大速度下运转手机至少10s，对测试棒径向加载使其运转速度至少降低50%。调整测力计用于记录最大的施加力，逐渐增加插入或拔出测试棒的力，直到测试棒发生移动。记录插入或拔出测试棒的最大力值”。这是因为高速手机用压缩空气作为动力源，在其以每分钟 30 万转的空载转速高速旋转过程中，当承受很小的力量时，其转速就会发生很大的变化。标准的要求是模拟口腔临床治疗环境进行相应的测试，以达到实际使用的效果，试验方法更具合理性和科学性。

但是，之前国内牙科高速手机制造商在检验手机的夹持力时大致有两种方法：

（1）用测力仪直接测试高速手机的机芯部件的夹持力，即给机芯安装测试棒后锁紧，固定机芯，用测力仪拉出测试棒，记录最大值。

（2）非工作状态下，将测试棒安装在高速手机上，直接用测力计拉出测试棒，记录期间最大值。

综上所述，以上测试都属于静态测试，即非工作状态下进行测试，无法模拟医生在临床治疗时实际操作中的夹持力的状态，同 YY 1045.1 标准中要求动态夹持力有很大的差别。尽管检测仪器中的测力计、转速仪等常规仪器市场上都有，但完全满足标准的检测要求的现成的专业的检测仪器却没有，而且由于口腔医疗器械的特殊性、局限性和较高的专业化程度，市场上买不到现成的专业的检测仪器。国外著名的手机制造商出于技术保密和制造技术壁垒的目的，我们也无法得到相关的技术资料和检测设备。最终我们通过研究、分析、试验制作了高速手机动态夹持力测试装置，见图 15－5。

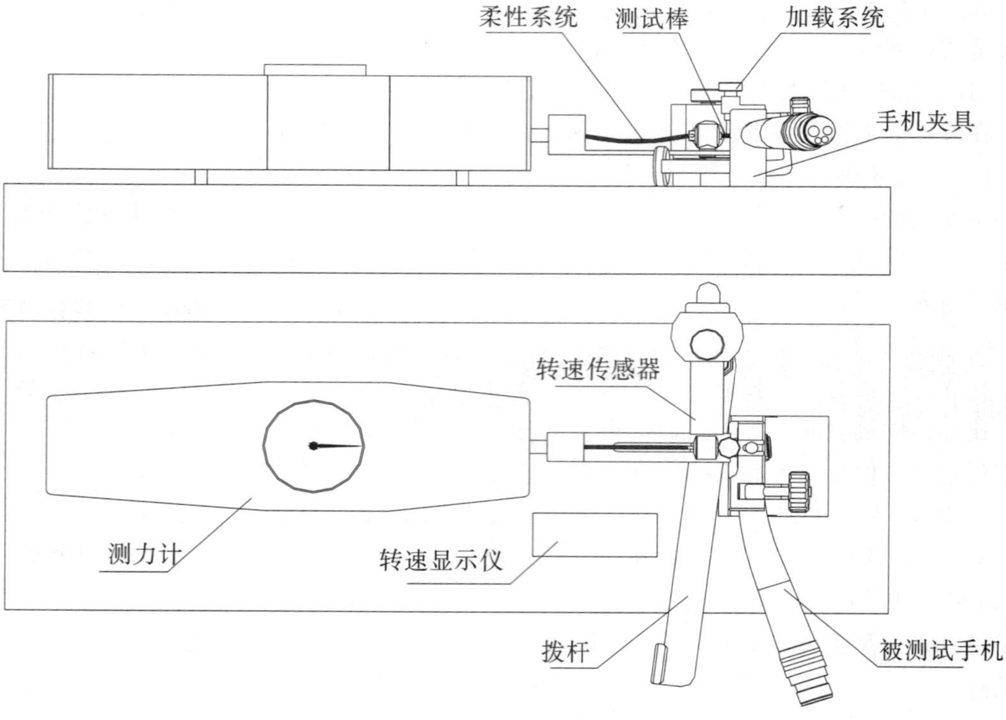

图 15－5　高速手机动态夹持力测试装置

在 YY 1045.2—2010《牙科手机　第 2 部分：直手机和弯手机》中有关动态夹持力的测试可参考进行。

（二）YY 0837—2011 和 YY 0836—2011 标准解读

1. 概述

YY 0837—2011《牙科手机　牙科气动马达》和 YY 0836—2011《牙科手机　牙科低压电动马达》行业标准均为首次制定。气动马达和电动马达是牙科直手机、弯手机的动力源，应配套使用。

（1）采用国际标准情况。

YY 0837—2011《牙科手机　牙科气动马达》修改采用 ISO 13294：1997《牙科手机　牙科气动马达》（英文版）。YY 0837—2011 与 ISO 13294：1997 主要差异如下：

① 删除规范性引用文件和正文中所引用的 IEC 651：1979《声级计》和 ISO 554：1976《标准大气的调节和/或测试—技术要求》两份标准；

② 用 GB/T 6682—2008《分析实验室用水规格和试验方法》（ISO 3696：1987，MOD）代替 ISO 3696：1987《实验室分析用水规范和试验方法》；

③ 用 YY/T 0149—2006《不锈钢医用器械　耐腐蚀性能试验方法》（ISO 13402：1995，MOD）代替 ISO 13402：1995《外科和手持式牙科仪器　抗高压灭菌，腐蚀和热辐射的判定》；

④ 用 YY 1045.2—2010《牙科手机　第2部分：直手机和弯手机》（ISO 7785－2：1995，MOD）代替 ISO 7785－2：1995《牙科手机　第2部分：直手机和弯手机》；

⑤ 4.3 中将“2.2.2”改为“5.5”；

⑥ 5.2.1 中将“在水压为 250kPa（2.5bar）时”改为“在水压为 200kPa（2.0bar）时”；

⑦ 5.2.2 中将“在气压为 250kPa（2.5bar）时”改为“在气压为 200kPa（2.0bar）时”；

⑧ 删除了 ISO 13294：1997 的附录 A（资料性附录）。该资料性附录列出的 ISO 3964：1982 标准在 5.2.4 已引用，故应将其列入本标准第2章“规范性引用文件”中。

1.2.2 YY 0836—2011《牙科手机　牙科低压电动马达》改采用 ISO 11498：1997《牙科手机　牙科低压电动马达》（英文版）。YY 0836—2011 与 ISO 11498：1997 主要差异如下：

①删除规范性引用文件和正文中所引用的 IEC 651：1979《声级计》和 ISO 554：1976《标准大气的调节和/或测试—技术要求》两份标准；

②用 GB/T 6682—2008《分析实验室用水规格和试验方法》（ISO 3696：1987，MOD）代替 ISO 3696：1987《实验室分析用水规范和试验方法》；

③用 YY/T 0149—2006《不锈钢医用器械　耐腐蚀性能试验方法》（ISO 13402：1995，MOD）代替 ISO 13402：1995《外科和手持式牙科仪器　抗高压灭菌，腐蚀和热辐射的判定》；

④用 YY 1045.2—2010《牙科手机　第2部分：直手机和弯手机》（ISO 7785－2：1995，MOD）代0替 ISO 7785－2：1995《牙科手机　第2部分：直手机和弯手机》；

⑤由于 5.2.1 喷雾水源对应 7.3.3 试验方法和本标准规定的电动马达配合使用的符合 YY 1045.2—2010 的牙科手机冷却水流量均是在水压调至 200kPa（2.0bar）时测得，因此，将 5.2.1 喷雾水源“在水压为 250kPa（2.5bar）时，其最大水流量应不小于 50mL /min”改为“在水压为 200kPa（2.0bar）时，其最大水流量应不小于 50mL /min”；

⑥根据 GB 9706.1—2007 的规定，5.3.8 连续漏电流和患者辅助电流中表2 最大允许

连续漏电流和患者辅助电流增加患者漏电流（d. c.）的要求；

（2）范围。

YY 0837—2011《牙科手机　牙科气动马达》规定了由牙科治疗机控制的，与牙科直手机和弯手机连接的用于患者的牙科气动马达的性能要求和试验方法。本标准还规范了制造商的使用说明书、标志和包装。本标准引用了 GB 9706. 1—2007（医用电气设备的安全基础标准），凡有引用之处均标明了 GB 9706. 1—2007 标准中的条款号。本标准所列举的个别条款优先于 GB 9706. 1—2007 标准。只有在本标准中所列明的条款才是适用的。

YY 0836—2011《牙科手机　牙科低压电动马达》规定了与牙科手机连接的用于患者的牙科低压电动马达的性能要求和试验方法，还包括制造商的使用说明书、包装和标志。本标准中所有的试验都是型式试验。牙科低压电动马达由牙科治疗机操控或作为独立的移动装置。它们与牙科直手机和弯手机配套使用。本标准所列举的条款优先于 GB 9706. 1—2007 标准。只有在本标准中所列明的条款才是适用的。本标准引用了 GB 9706. 1—2007《医用电气设备　第 1 部分：安全通用要求》。凡有引用之处均标明了 GB 9706. 1—2007 标准中的条款号。

2. 分类

（1）按照空载速度范围。

牙科气动马达根据其空载速度范围进行分类，可不配或配有 5. 2. 7 所述的牙科手机。见表 15 – 4：

表 15 – 4　气动马达分类

分类	空载速度范围（r/min）
1	≤10 000
2	≤20 000
3	≤40 000

牙科低压电动马达根据其空载速度范围进行分类。见表 15 – 5：

表 15 – 5　低压电动马达分类

类型	转速范围（r/min）
1	≤20 000
2	4 000 ~ 40 000
3	4 000 ~ 40 000 以上

（2）运行模式。

牙科气动马达和牙科低压电动马达属于间歇运行的牙科设备。

3. 要求

1）概述

牙科气动马达和电动马达均有 7 项要求，标准分别对结构和布局、连接/电源连接、操作控制装置、清洁和消毒、灭菌、温度和耐腐蚀性提出相应要求。这些要求是：

（1）结构和布局。

牙科气动马达/牙科低压电动马达的结构应保证操作安全可靠，如果现场维修，可方便地使用常用的工具或制造商提供的工具，在维护和修理时易于拆装。

①机械强度：如果制造商没有另外的声明，牙科气动马达/牙科低压电动马达从 1m 高处自由坠落在硬性表面上，不应出现安全方面的危险。

②面、角和边：可能造成损伤的表面、尖角和锐边都应避免和覆盖。

（2）连接/电源连接。

牙科气动马达应易与装置进行拆装。该装置应由符合 YY/T 1043 的牙科治疗机提供。

牙科低压电动马达应易与供电网进行拆装。该电源应由符合 YY/T 1043 的牙科治疗机供电。

（3）操作控制装置。

操作控制装置的设计和定位应能防止其意外启动。操作控制装置和表示性能的图形符号应符合 YY/T 0628 的规定。

①转速：

按照制造商的规定，通过使用操作控制装置，牙科气动马达应能改变速度。牙科气动马达或牙科治疗机应配备上述装置。

根据制造商规定，牙科低压电动马达或连接到牙科治疗机的牙科低压电动马达，应具有可调节速度的操作控制装置。

②旋转方向（如适用）：

如适用，按照制造商的规定，牙科气动马达应具有顺时针和逆时针旋转方向的操作控制装置。牙科气动马达或牙科治疗机应配备上述装置。

根据制造商规定，牙科低压电动马达或连接到牙科治疗机上的牙科低压电动马达，应具有顺时针和逆时针旋转方向的操作控制装置。该装置应安装在牙科低压电动马达或牙科治疗机上。

（4）清洁和消毒。

牙科气动马达/牙科低压电动马达所有可触及的部分，经制造商推荐的清洁剂和消毒剂正常清洁和消毒后，其表面或标识应不损坏。

（5）灭菌。

如果声称牙科气动马达的可触及表面能够承受灭菌，则按照制造商规定的灭菌程序对表面进行 250 次循环灭菌，而不应出现可见的损坏迹象。

若适用，牙科低压电动马达的可触及表面应能承受灭菌。测试应按照制造商的规定进行。按照制造商规定的灭菌程序对表面进行至少 250 次循环灭菌，外部标记不应损伤，马达轴向功率减少不应超过 10%。

（6）温度。

①超温：GB 9706.1—2007 中第 42 章适用。

②机壳温升：牙科气动马达/牙科低压电动马达在空载运转条件下，可触及的外壳表面温度不应超过环境温度 20℃。

（7）抗腐蚀性。

按制造商的规定，牙科气动马达/牙科低压电动马达的可触及表面应能抗腐蚀，例如，使用的材料经过高压灭菌后，应不出现可见的腐蚀痕迹。

2）操作要求

有喷雾水源、喷雾气源、马达气源、牙科手机联轴节、气动马达连接器、光照供电（若适用）、空载转速等方面，具体如下：

（1）喷雾水源。

若适用，牙科气动马达/牙科低压电动马达应能将水源传输给牙科手机（符合 YY 1045.2 的手机）。在水压为 200kPa（2.0bar）时，其最大水流量应不小于 50mL /min。

（2）喷雾气源。

若适用，牙科气动马达/牙科低压电动马达应能将气源传输给牙科手机（符合 YY 1045.2 的手机）。在气压为 200kPa（2.0bar）时，其气流量应不小于 1.5L /min。

（3）马达气源。

牙科气动马达由按制造商说明书规定的压力气体驱动。在气压范围为 200 ~ 400kPa（2.0 ~ 4.0 bar）时，所需气流量应≤65L /min。若牙科气动马达有一个根据 YY/T 0514 规定的 B 型、C 型或 D 型的连接器时，则应一个排气连接。

若牙科低压电动马达配有空气冷却装置，最大空气流量应不超过 40L /min，且压力应为 250 ~ 500kPa（2.5 ~ 5.0bar）。牙科低压电动马达应有冷却气排气接口。

（4）牙科手机联轴节。

与牙科手机连接的气动马达/牙科低压电动马达联轴节的外形、尺寸和公差应符合 YY 1012 的要求。

（5）气动马达连接器（仅对 YY 0830—2011 气动马达）。

牙科气动马达的驱动气、排气、喷雾气、冷却水和光纤的连接器的外形、尺寸和公差应符合 YY/T 0514 的要求。

如该连接器是快速连接器，也应符合 YY/T 0514 的要求。

（6）光照供电（若适用）。

用安全特低电压变压器或有等效隔离程度的装置与供电网隔离，当变压器或变换器由额定供电电压供电时，在不接地的回路中，导体间交流电压应不超过 25V 或直流电压不超过 60V 标称电压。

（7）空载转速。

牙科气动马达/牙科低压电动马达的空转转速范围应与制造商的声明一致，顺时针和逆时针运转方向上的误差均不超过 ±10%。

（8）旋转。

牙科气动马达/牙科低压电动马达应能按制造商的说明进行顺时针和逆时针的旋转。

（9）转矩。

在最小气压为 200kPa（2.0 bar）时，1 型牙科气动马达转矩应大于 2.5N · cm；2 型牙科气动马达转矩应大于 1.5N · cm；，3 型牙科气动马达转矩应大于 1.0N · cm。

1 型和 2 型牙科低压电动马达转矩应大于 1N · cm；3 型马达转矩应大于 2N · cm。

（10）噪声。

牙科气动马达产生的A计权声压值应不超过80dB。

牙科低压电动马达产生的A计权声压值应不超过75dB。

建议噪声降低到65dB（A计权）。

（11）气压（仅对YY 0830—2011气动马达）。

当气压大于推荐的工作气压的50%以上时，牙科气动马达应保持完好，不得爆裂或破裂。

3）电气要求（仅对YY 0831—2011电动马达）

从输入功率和供电电压、单一故障状态、电击危险的防护、分类、外壳和防护罩、液体泼洒、泄漏和进液、保护接地、功能接地和电位均衡、连续漏电流和患者辅助电流、电介质强度、供电电源的中断、不正常的运行和故障状态、元器件和组件、结构和布线、电磁兼容方面提出相应要求，类似电气专标要求。

（三）YY/T 0514—2009标准解读

1. 概述

高速气涡轮手机、气动马达与连通管的连接应遵循YY/T 0514—2009《牙科手机　软管连接件》，以保证给制造商生产的产品可以通配、互换。

（1）采用国际标准情况。

YY/T 0514—2009修改采用ISO 9168：1991《牙科手机　软管连接件》。

本标准删掉了ISO 9168：1991图3中“电气连接U=3.3±0.05V”。

这是因为随着技术的发展，目前出现了可调节的电源，根据实际需要可以得到不同照度的光，在ISO 9168：2009标准中已经做了更正。

（2）范围。

YY/T 0514规定了四种类型的用于连接牙科手机和牙科设备软管的标准连接件，其中，牙科设备软管可为手机提供水、气、光、电及排气。本标准的目的在于实现软管和手机之间可靠的互换。

2. 分类

基于本标准的目的，软管连接件应按下列4种类型设计：

（1）A型：连接件配有两个或者三个插孔。

（2）B型：连接件配有四个或者五个插孔。

（3）C型：连接件配有四个插孔及若干电气接点。

（4）D型：连接件配有三个插孔，连接螺纹特征为M12×0.5。

3. 尺寸要求

YY/T 0514标准的图1、图2、图3和图4分别给出了四种标准连接件插孔的尺寸、布局及用途。A型、B型、C型连接件的螺纹特征在YY/T 0514标准的表1中列出。D型连接件的螺纹特征为GB/T 193—2003标准规定的M12×0.5。

目前D型连接件应用较少。

下图以YY/T 0514—2009标准中的图1A型连接件为例，其中手机部分所给出的图示，是指高速气涡轮手机尾部、气动马达尾部应遵循的尺寸结构；软管部分所给出的图示，是指一般安装在牙科治疗机上的连通管前端部应遵循的尺寸结构。

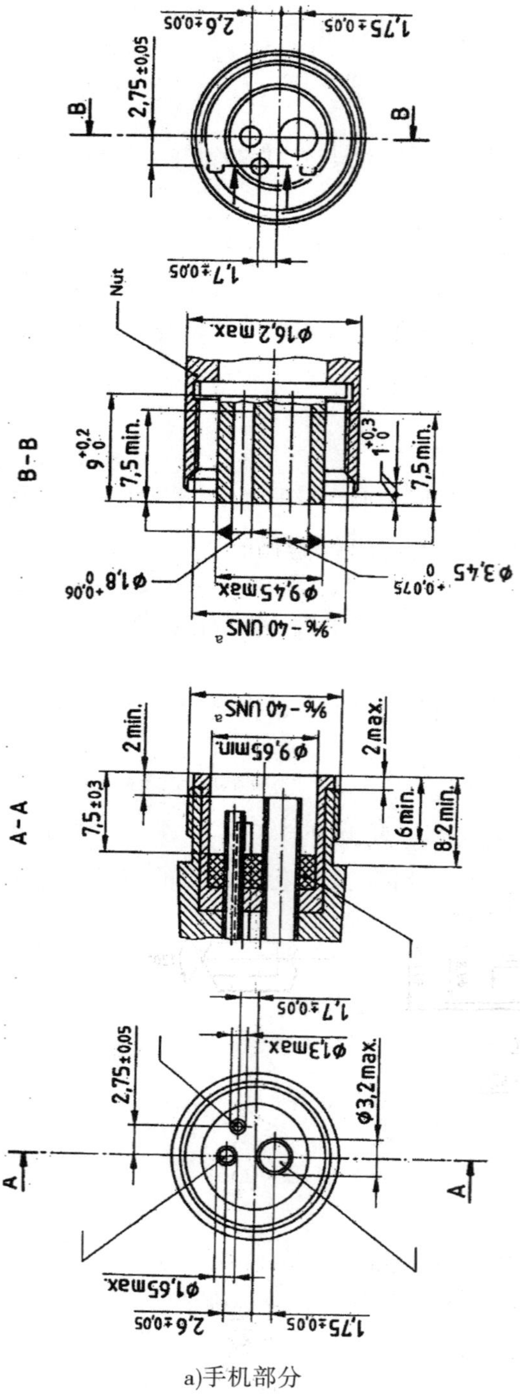

a)手机部分

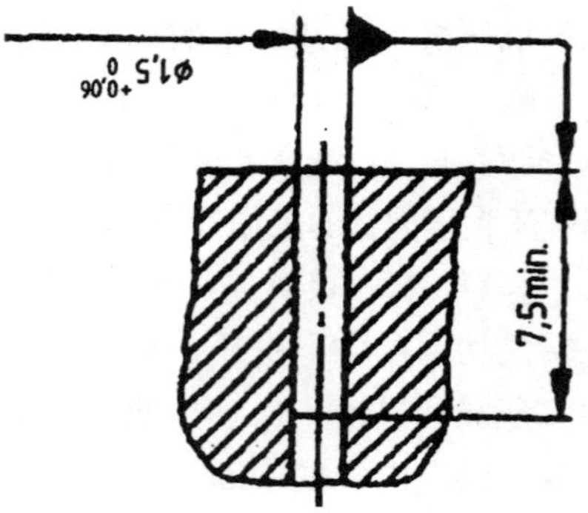

b)软管部分

图 15－6　YY/T 0514 标准中的图 1A 型连接件

（四）YY 1012—2004 标准解读

1. 概述

直手机和弯手机是由牙科低压电动马达或牙科气动马达驱动的牙科手机。手机与马达之间的连接应遵循 YY 1012—2004《牙科手机　联轴节尺寸》，以保证给制造商生产的产品可以通配、互换。

（1）采用国际标准情况。

YY 1012—2004 牙科手机联轴节尺寸等同采用 ISO 3694：1982《牙科手机——联轴节尺寸》。

（2）范围。

本标准规定了牙科手机与驱动器之间使用的旋转式联轴节的工程尺寸和偏差。本标准不适用于较老式的“滑动结合”联轴节，本标准只限于低速和中速的机械连接手机。

2. 尺寸要求

YY 1012 标准中的图 1 和图 2 分别给出器械（即直手机、弯手机）和驱动器（即电动马达、气动马达）的尺寸要求，见下图：

（1）标准中的图 1 器械，是指直手机、弯手机尾部应遵循的尺寸结构；

（2）标准中的图 2 驱动器，是指电动马达、气动马达前端部应遵循的尺寸结构。

（3）标准对锁紧装置的结构允许另选，目前常见锁紧装置有两种，一种是卡环式，另一种是按钮式。

单位为毫米

锁紧装置的结构允许另选。

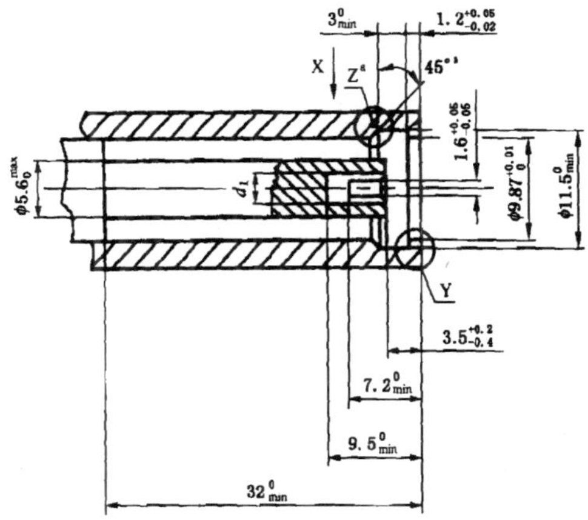

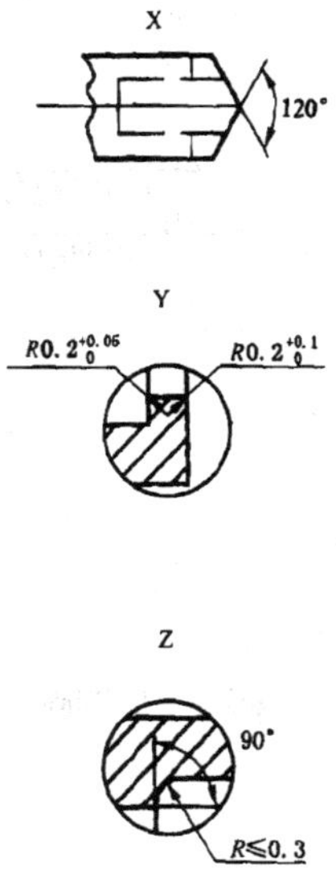

联轴节	d_1
固定安装	$3.05^{+0.03}_{0}$
非固定安装	$3.02^{+0.05}_{0}$

a：另一种结构见局部视图Z。

图 15－7　YY 1012—2004 标准中的图 1 器械

单位为毫米

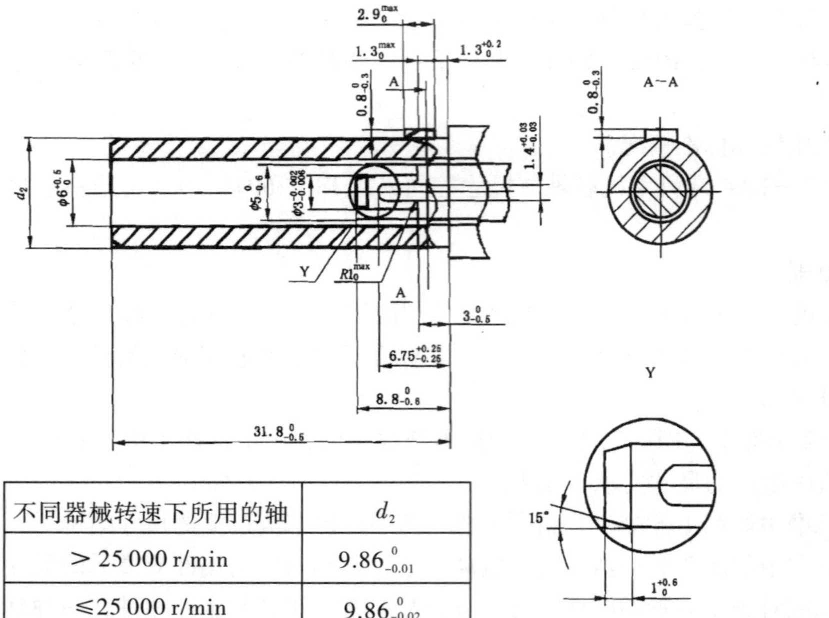

不同器械转速下所用的轴	d_2
＞25 000 r/min	$9.86_{-0.01}^{0}$
≤25 000 r/min	$9.86_{-0.02}^{0}$

图 15－8　YY 1012—2004 标准中的图 2 驱动器

四、牙科手机系列标准展望

牙科手机系列标准包括前述 4 个行业标准：YY 1045. 1—2009《牙科手机　第 1 部分：高速气涡轮手机》（ISO 7785－1：1997，IDT）；YY 1045. 2—2010《牙科手机　第 2 部分：直手机和弯手机》（ISO 7785－2：1995，MOD）；YY 0837—2011《牙科手机　牙科气动马达》（ISO 132948：1997，MOD）；YY 0836—2011《牙科手机　牙科低压电动马达》（ISO 11498：1997，MOD）。

这 4 个行业标准在规定产品的安全有效性方面基本类似，也有许多相关联之处，如喷水喷雾、夹持力检测、径向跳动、扭矩以及手机软管、联轴节的连接等方面，都属于牙科手机基本的性能和安全要求。基于此，未来牙科手机系列标准将会被一个标准替代，这是趋势和发展。目前由 ISO TC 106 已完成制定的 ISO 14457：2012 Dentistry-handpieces and motors（牙科手机和马达），替代了 ISO 7785－1：1997（高速气涡轮手机）、ISO 7785－2：1995（直手机和弯手机）、ISO 11498：1997（电动马达）、ISO 13294：1997（气动马达）4 个国际标准。

现将 ISO 14457：2012 Dentistry-handpieces and motors 标准的有关变化作简要说明：

1. 关于范围

标准明确了直手机弯手机（包括手机附件）、高速气涡轮手机、电动马达、气动马达以及预防性手机均适用该标准，同时指出内窥镜、光固化机、气动洁牙机、电动洁牙机、气动打磨手机以及多功能喷枪均不适用该标准。为了便于理解，ISO 14457 标准在附录 A

以图示的形式给出了牙科手机的种类。

2. 关于牙科手机的分类

表15－6 牙科手机分类

类型	齿轮比	速度变化	转矩变化	颜色
1	>1：1	减速	增大	绿
2	1：1	等速	不变	蓝
3	1：>1	增速	变小	红

牙科手机分类按照齿轮比“>1:1减速”“1:1等速”“1:>1增速”分为3种，分别对应绿色、蓝色、红色三种颜色。

3. 要求和性能

（1）实施IEC 60601－1第三版和牙科设备的IEC 80601－2－60专用要求。

关于IEC 60601－1第三版，我国正在进行转化，即将完成，届时牙科设备的专用标准IEC 80601－2－60：2012也将随之转化，这是趋势。

（2）实施医疗器械生物学评价和牙科医疗器械生物学评价要求。

ISO 10993－1 Biological evaluation of medical devices—Part 1：Evaluation and testing within a riskmanagement process和ISO 7405 Dentistry—Evaluation of biocompatibility of medical devices used in dentistry这两项国际标准，我国已转化为：GB/T 16886.1—2011《医疗器械生物学评价　第1部分：风险管理过程中的评价与试验》（ISO 10993－1：2009，IDT）；YY/T 0268—2008《牙科学　口腔医疗器械生物学评价　第1单元：评价与试验》（ISO/FDIS 7405：2008，NEQ）。

口腔医疗器械的生物学评价遵循医疗器械生物学评价的总原则，但因用于口腔的医疗器械具有其应用领域的特殊性，因此用于口腔的医疗器械与其他医疗器械的生物学评价又有所不同。

（3）实施医疗器械可用性工程的应用。

可用性工程过程达到医疗器械具有合理可用性的目的，就可减少使用错误和与使用相关的风险，有些形式的错误使用（但不是全部的错误使用）应由制造商负责控制。IEC 62366 Medical devices—Application of usability engineering to medical devices这份国际标准描述可用性工程过程，并为开发安全的医疗器械提供如何实现和执行可用性工程过程的指南。IEC 62366标准将是今后医疗电气设备/系统的重要标准，遵循可用性工程过程开发的要求将成为必备要求。

我国正在将该标准转化为国家标准，预计可能与IEC 60601－1：2005版同期转化完成。全国口腔材料和器械设备标准化技术委员会齿科设备与器械分技术委员会结合ISO 14457：2017，完成修订牙科手机标准，已于2017年完成报批工作。

参考文献

[1] YY 1045. 1—2009《牙科手机　第 1 部分：高速气涡轮手机》。
[2] YY 1045. 2—2010《牙科手机　第 2 部分：直手机和弯手机》。
[3] YY 0837—2011《牙科手机　牙科气动马达》。
[4] YY 0836—2011《牙科手机　牙科低压电动马达》。
[5] YY/T 0514—2009《牙科手机　软管连接件》。
[6] YY 1012—2004《牙科手机　联轴节尺寸》。
[7] 张志君主编：《口腔设备学》，成都：四川大学出版社 2008 年版。
[8] ISO 14457：2012 Dentistry-handpieces and motors.

图书在版编目（CIP）数据

齿科设备及器械标准解读/李伟松主编．—广州：暨南大学出版社，2018.7
（医疗器械标准丛书）
ISBN 978－7－5668－2311－3

Ⅰ.①齿… Ⅱ.①李… Ⅲ.①口腔科学—医疗器械—标准 Ⅳ.①R780.8－65

中国版本图书馆CIP数据核字(2018)第014277号

齿科设备及器械标准解读
CHIKE SHEBEI JI QIXIE BIAOZHUN JIEDU
主　编：李伟松

出 版 人：徐义雄
策划编辑：武艳飞
责任编辑：黄　斯
责任校对：刘雨婷
责任印制：汤慧君　周一丹

出版发行：暨南大学出版社（510630）
电　　话：总编室（8620）85221601
营销部（8620）85225284　85228291　85228292（邮购）
传　　真：（8620）85221583（办公室）　85223774（营销部）
网　　址：http：//www.jnupress.com
排　　版：广州市天河星辰文化发展部照排中心
印　　刷：广州市穗彩印务有限公司
开　　本：787mm×1092mm　1/16
印　　张：12
字　　数：301千
版　　次：2018年7月第1版
印　　次：2018年7月第1次
定　　价：30.00元